AF389059

LA MUSIQUE

ET

LA PSYCHOPHYSIOLOGIE

LA MUSIQUE

ET

LA PSYCHOPHYSIOLOGIE

PAR

MARIE JAËLL

Deuxième édition

PARIS

LIBRAIRIE FÉLIX ALCAN

108, BOULEVARD SAINT-GERMAIN

1926

Tous droits de traduction, de reproduction réservés

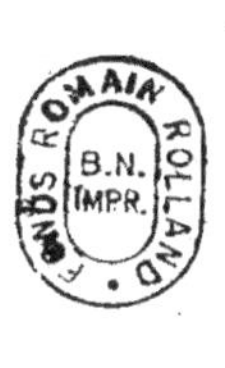

AVANT-PROPOS

Envisager la musique au moyen du perfectionnement raffiné de notre activité organique c'est s'en approcher par une voie inexplorée. Nécessairement nous nous sommes servie, dans cette tentative, d'un instrument de musique comme trait d'union entre l'art et l'artiste.

Nous avons dû nous borner à appliquer toutes nos observations au piano, parce qu'il avait servi depuis longtemps de base à nos recherches et que nous serions incompétente si nous voulions analyser d'autres fonctions que celles du pianiste. Mais tout instrument de musique, la voix humaine elle-même, est un intermédiaire qui transforme notre activité organique en sons harmonieux ou discordants, et peut à aussi juste titre servir de champ d'observation. Chacune de ces manifestations différentes doit permettre de scruter à la fois l'art, les phénomènes de la beauté esthétique et les rapports de ces phénomènes avec l'organisme qui les évoque.

Plus l'identification de la cause et de l'effet sera parfaite, plus nous arriverons, grâce à cette voie détournée, à connaître, à pénétrer les phénomènes de l'art et, par contre-coup, à nous assimiler, par une étude intelligente, son harmonie.

LA MUSIQUE

ET

LA PSYCHOPHYSIOLOGIE

CHAPITRE I

LE MÉCANISME DE L'EXPRESSION MUSICALE

> « Unifier, dans l'étude du piano,
> les fonctions motrices et le sentiment
> musical, c'est donner un appui solide
> aux aspirations les plus hautes de
> l'artiste. »

Tandis qu'un grand nombre de savants, attirés par la musique, espèrent étendre par elle leurs connaissances sur des phénomènes spéciaux qui se rattachent à l'ensemble des recherches scientifiques, les musiciens considèrent l'art et la science comme des domaines opposés et ne désirent pas établir entre eux de points de contact. Non seulement les musiciens ne suivent pas les progrès de la science en vue d'élucider certains phénomènes esthétiques de l'exécution musicale, mais toute tentative d'analyse scientifique de ces phénomènes leur inspire l'éloignement instinctif qu'éprouveraient des peintres ou des poètes à l'idée d'étudier leur art en faisant de la vivisection. Telle est l'appréhension soulevée par un prétendu antagonisme existant entre l'analyse raisonnée de l'action mécanique transmissible à tous et l'action non raisonnée de l'instinct artistique individuel. Vouloir faire coïncider la beauté de l'expression musicale avec une action matérielle méthodiquement analysée paraît dérisoire aux musiciens. Aussi accordent-ils à la science expérimentale le pouvoir de déduire logiquement des faits d'un ordre inférieur tandis que, selon eux, l'art s'élève à des régions transcendantes, où des déductions supérieures doivent se résoudre par des révélations subites devant lesquelles toute relation entre la cause et l'effet s'évanouit.

Cette allégation d'incompétence formulée contre la science par le jugement des artistes eux-mêmes, n'est nullement faite pour décourager ceux qui devinent le puissant secours qu'elle peut apporter à l'étude de l'exécution musicale. Grâce à elle, l'*obscurité mécanique*, créée par les procédés usuels de l'étude du piano, où aucune signification esthétique n'est préalablement attribuée aux mouvements des doigts, devra faire place à la *mécanique clairvoyante*, où les mouvements transmis au clavier permettront à l'exécutant de produire tout naturellement la beauté esthétique de l'art musical.

Il règne dans l'étude du piano, une ignorance absolue du caractère essentiellement esthétique du mécanisme.

Se familiariser avec les phénomènes de l'expressivité musicale en analysant, par une observation raisonnée, les mouvements par lesquels elle se transmet au clavier, est une idée neuve. Mais pourquoi ne pas admettre qu'en principe la vraie connaissance de la beauté idéale implique la connaissance profonde, précise, minutieuse, des fonctions matérielles qui servent à l'exprimer, surtout lorsque, comme dans l'étude du piano, le double fonctionnement du mécanisme de l'instrumentiste et de l'instrument prête une large base à l'analyse des relations entre causes et effets.

Pourquoi ce respect excessif accordé à l'essence mystérieuse du sentiment musical? Ne voit-on pas, par le grand nombre d'exécutants désorientés, que c'est un culte faux et stérile qui ne profite guère à ceux auxquels on enseigne l'art? Les plus doués même cherchent souvent vainement à dégager des mouvements inintelligents qu'ils produisent, une étincelle d'intelligence; néanmoins « s'ils sont destinés à devenir des musiciens », leur a-t-on assuré, « la lumière jaillira par une manifestation spontanée de leur intuition, car la grandeur, le mystère de l'art réside dans le fait que sa vie ne peut être communiquée, il faut la porter en soi. »

Tel est le langage tenu généralement aux élèves désireux d'apprendre à jouer du piano, parce que le mécanisme des doigts et l'expression musicale sont considérés à tort comme formés par deux éléments distincts dont l'un, matériel, se communique, l'autre, spirituel, est intransmissible. Leibnitz dit : « Si les hommes observaient et étudiaient avec plus de zèle de quels mouvements extérieurs les passions sont accompagnées, il serait difficile de dissimuler ». Voilà précisément en quoi consiste le rôle du mécanisme artistique : il doit former les mouvements extérieurs de la passion du langage musical qui, forcément, seront tout différents des mouvements réalisés sans cette intention prédominante. Nous établirons, par la suite, la délimitation précise de ces différences, mais affirmons dès à présent, qu'en principe, la réalisation de la beauté esthétique exige chez l'exécutant un *état physiologique spécial*, considéré comme un privilège exclusif de certains organismes dont Paganini et Liszt sont restés les représentants exceptionnellement supérieurs.

Si, grâce aux connaissances acquises sur la fusion des fonctions physiques et psychiques, la science expérimentale peut aider les musiciens à définir cet état physiologique des exécutants privilégiés, on ne se bornera plus à enseigner le mécanisme de l'exécution ; ce seront les fonctions organiques des exécutants aptes à produire une exécution supérieure qui serviront de base à l'enseignement.

Dès lors, il sera nécessairement prouvé que, pour l'étude du mécanisme, toute action des doigts pourra, par son caractère propre, créer des réactions cérébrales précises. Tout exécutant agissant d'une façon visible sur les mouvements de ses doigts, agira d'une façon invisible, mais non moins réelle, sur son activité cérébrale. Ainsi s'établira une corrélation logique entre le développement progressif du perfectionnement des mouvements des doigts et du sentiment musical de l'exécutant.

L'autorité de Bain pourra nous aider à éclaircir ce phénomène par le jugement qu'il émet sur un fait analogue :

« On dit souvent que l'esprit et le corps agissent l'un sur l'autre. Cette manière de voir suppose que nous avons le droit de considérer l'esprit comme isolé du corps et d'en affirmer les facultés et les propriétés en cette capacité séparée. Or, nous n'avons aucune expérience directe et absolument aucune connaissance de l'esprit isolé du corps. Le vent peut agir sur la mer, et les vagues peuvent réagir sur le vent : mais nous connaissons ces agents à l'état de séparation [1]. »

Puisqu'il y a chez nous une fusion absolue entre les fonctions matérielles et mentales, pourquoi ne pas admettre que pour notre organisme, jusque dans les manifestations artistiques, le corps et l'esprit, le mouvement et la pensée, sont une même force ?

Tant que l'on considérait l'esprit comme isolé du corps, la pensée musicale comme isolée du mouvement du doigt, il était admissible que l'on dît : le style ne s'enseigne pas. Mais pour l'étude du piano, du moins, on peut affirmer aujourd'hui que *les mouvements qui produisent le style* peuvent être enseignés.

Comme les physiologistes ont prouvé que chez tout être normalement constitué l'organe se forme par la fonction, on peut par l'enseignement du piano prouver que, par les fonctions motrices de ses doigts, tout exécutant capable de faire un effort de volonté, peut former son sentiment musical ; car on produit le sens esthétique du style par certains mouvements des doigts, comme on l'empêche de se manifester par certains autres.

C'est uniquement à cause de l'inconscience de la fusion

1. Bain, *l'Esprit et le Corps.*

du mouvement et de l'expression, qu'il est admis d'attribuer une si haute importance, dans l'art de l'exécution, à la disposition du moment, à l'inspiration. Pour tout auditeur capable d'attention et de discernement, la vérité de ce fait s'établissait aisément chez Rubinstein, dont la musicalité géniale, comme exécutant, est hors de doute. Néanmoins il jouait, même dans les plus mauvaises dispositions, certaines œuvres merveilleusement bien; l'exécution de certaines autres était par contre, même dans les meilleures dispositions, d'une infériorité parfois exaspérante. Pour un certain nombre de morceaux seulement, l'interprétation variait réellement selon la disposition du moment.

A quoi attribuer cette différence, sinon au fait que Rubinstein possédait une adaptation juste du mouvement pour la première série de morceaux, dont l'expressivité poétique était sûrement acquise, et devait fatalement se produire. Elle formait la synthèse esthétique des mouvements, toujours les mêmes dans leur relativité.

Dans la deuxième série de morceaux, les phénomènes inverses se produisaient; l'adaptation était définitivement acquise, mais au détriment de l'esthétique. Ce fait s'explique, car dans le mécanisme les forces se dépensent avec un résultat négatif si chaque action des doigts n'est pas dirigée de façon à créer une relativité subtile entre les actions successives. Les mouvements qui ne correspondent pas agissent les uns contre les autres. Ce chaos mécanique, réalisé sur le clavier par dix doigts d'un exécutant génial, ne produit pas autant de musique que le vent lorsqu'il fait frissonner les feuilles d'un arbre, l'eau du ruisseau qui glisse sur les cailloux, la cascade qui se précipite dans les profondeurs, parce que, dans ces trois manifestations différentes, les mouvements successifs proviennent d'un échange harmonieux de forces.

Quant à la troisième série de morceaux, pour l'interprétation desquels le mécanisme de l'expression n'était pas définitivement acquis chez Rubinstein, les mauvaises dispositions du moment amenaient tous les écueils d'une adaptation anti-esthétique ; dans les bonnes dispositions, au contraire, le mécanisme de l'expression surgissait avec la juste relativité des mouvements comme un phénomène imprévu d'une grande complexité.

Dans l'enseignement usuel, c'est précisément ce phénomène complexe, souvent irréalisable pour les grands artistes eux-mêmes, que les élèves sont supposés pouvoir réaliser spontanément dans l'exécution d'un morceau.

N'est-ce pas là les condamner à des essais infructueux ? Ces tâtonnements sur un terrain inconnu ne stérilisent-ils pas souvent leurs efforts ? N'entraînent-ils pas leur imagination à s'égarer dans des conceptions chimériques ? N'est-ce pas sur l'identité du mouvement et de l'expression qu'il faudrait avant tout les instruire ? N'est-ce pas dans ce domaine que les plus graves erreurs sont commises par ceux mêmes qui ont un sentiment musical très développé ? car chez eux le sentiment musical se manifeste comme une force vive d'action. C'est un acte de volonté qui se transforme en mouvement d'équivalente intensité. Par ce phénomène, l'indestructibilité de la force du sentiment peut aussi bien se prouver que l'indestructibilité de la matière, par laquelle un gramme de matière conserve son poids à travers tous les changements d'états qu'on peut lui imposer.

Mais s'il y a toujours équivalence de force dépensée et produite, l'inintelligence du mouvement transmis conduit même celui qui a du sentiment musical, à la difformité de l'expression musicale, tandis que l'intelligence du mouvement transmis permet à celui qui n'a aucun don naturel de produire l'expression juste du sentiment musical.

Si l'esprit musical peut être manifesté par des actions matérielles déterminées, transmises aux doigts, les prérogatives du musicien pourront se généraliser. L'ésotérisme du langage musical cessera d'exister. Les doigts traceront sur le clavier des mouvements qui transmettent l'expression, comme les signes d'une écriture transmettent la pensée. Lorsqu'on sait produire ces mouvements, on produira forcément aussi l'expression contenue dans l'œuvre à l'exécution de laquelle ils sont adaptés. Au début, les mouvements seuls seront volontaires, l'expressivité du jeu sera une résultante involontaire, mais si conséquente dans son apparition, si sûrement acquise, qu'elle deviendra, par son influence prolongée, un acte conscient, apte à constituer chez tout exécutant les phénomènes complexes de la conscience musicale. La constatation de l'inséparabilité du mouvement et de l'expression aura fait naître, chez ceux mêmes qui ne témoignaient aucune aptitude musicale, l'aspiration impérieuse de l'expressivité.

On suit évidemment, dans l'enseignement de la musique, les errements de l'ancienne psychologie où l'âme était considérée comme une entité qui cause des phénomènes. On considère de même les facultés musicales comme un don inné produisant les phénomènes de la beauté esthétique. Ce fait accepté sans contrôle, on établit naturellement, entre les organismes, de telles différences individuelles que l'on accorde aux uns la faculté de sentir la musique, tandis qu'on la refuse à d'autres.

Cette théorie, à première vue, paraît juste ; sa fausseté apparaît dès qu'on cherche à se rendre compte en quoi consiste le sentiment musical, en se conformant aux lois générales sur l'origine des sentiments. M. Paulhan définit ces origines dans les termes suivants :

« Si l'on dit que l'homme a la faculté de sentir, on ne veut pas dire qu'il existe dans l'homme quelque chose d'inconnu dans son essence qui cause les faits de la sensibilité, on veut dire simplement que, si l'homme est placé dans de certaines conditions, il se produira un phénomène de sensibilité. L'homme a, disons-nous, la faculté de sentir, parce que, placé dans certaines circonstances, il sentira. La pierre n'a pas la faculté de sentir, parce qu'en quelque circonstance qu'on la place, elle ne sentira pas. Mais, dira-t-on, il y a quelque chose en l'homme qui n'est pas dans la pierre, puisque l'un peut sentir et l'autre non : c'est ce quelque chose que nous appelons faculté. Soit, mais reste à savoir ce qu'est ce quelque chose. Si un phénomène de sensibilité se produit, il a sa cause dans les phénomènes qui précèdent son apparition, chaque phénomène étant le résultat, l'effet de ces conditions. Ainsi es causes d'un fait psychique, d'une sensation, par exemple, sont d'une part l'organisation de l'homme, de l'autre l'excitation du monde extérieur [1]. »

1. Paulhan, *la Physiologie de l'Esprit.*

Donc, pour nous, le phénomène du sentiment musical a sa cause dans les phénomènes qui précèdent son apparition, c'est-à-dire dans la musique que nous avons entendue. Par conséquent, l'insensibilité absolue pour la musique n'existe pas, parce qu'un être humain est différent d'une pierre justement par le fait qu'il peut sentir; et sentir la musique n'a pas pour origine une cause inconnue ou mystérieuse, c'est le fait de se *représenter mentalement les sons entendus*. Ce fait coexiste avec certaines fonctions motrices dans chaque organisme qui le produit; dès qu'on perfectionnera, à l'aide de la volonté et de l'intelligence, ces fonctions motrices dans l'organisme d'un être incapable de discerner, de sentir la musique, on le délivrera successivement de toutes ses incapacités; il discernera, il sentira la musique, dès que l'état physiologique de son organisme sera transformé par l'assimilation des mouvements perfectionnés.

Cette transformation est atteinte si la suractivité communiquée par l'étude aux fonctions musculaires de l'exécutant développe son sens auditif de façon à former, comme conséquence logique, son sentiment musical.

Ce résultat peut être obtenu si la contraction statique de tous les muscles est très intense, car dès lors le mouvement de chaque doigt produit à travers tout l'organisme de l'exécutant, certaines répercussions instantanées qui agissent sur les sensations de l'ouïe par des progressions analogues à celles par lesquelles Wundt agit sur la vue, lorsqu'il se sert d'étincelles électriques successives pour compléter la vision d'une gravure. Le procédé de Wundt prouve qu'il n'est pas nécessaire que l'action des étincelles sur la rétine soit différente pour modifier la sensibilité visuelle, car on ne distingue à la première étincelle presque aucune ligne des formes que la gravure reproduit, tandis qu'on distingue à la 30ᵉ ou 40ᵉ, nettement le dessin entier. Ce phénomène résulte de ce que les représentations mentales des formes perçues se surajoutent successivement les unes aux autres, et font vraiment voir à la 30ᵉ ou 40ᵉ étincelle, ce qu'on n'a pu voir à la première.

Ainsi, après avoir, par une action musculaire, fait naître une seule perception auditive, on pourra non seulement éveiller à l'aide d'actions analogues des perceptions successivement plus complexes, mais communiquer le sentiment musical sans aucune prédisposition de l'exécutant. Nécessairement ce phénomène est obtenu plus rapidement chez ceux en qui les prédispositions existent.

Mais, dira-t-on, la personne chez laquelle les étincelles électriques ont éveillé, par des perceptions successives, la vision d'un dessin, ne devient pas dessinateur pour cela. Certainement non, mais c'est parce que l'étincelle est pour elle un excitateur extérieur et ne peut avoir qu'une action indirecte sur ses sens et son cerveau. Au contraire, à travers l'action musculaire des doigts, l'excitateur fonctionne intérieurement, et développe en quelque sorte l'œuvre inachevée de la nature, en agissant directement sur l'organisme dans le but de le perfectionner.

Ce même perfectionnement ne se communique-t-il pas parfois, comme par miracle, à une multitude de personnes, sous l'influence d'une audition musicale? On ne fait pas allusion ici aux succès apparents prodigués sous forme d'applaudissements ou de manifestations bruyantes. Ces expansions d'enthousiasme n'ont souvent aucun rapport avec l'impression produite par la musique sur l'auditoire. Cette impression ne se manifeste vraiment que par l'attention de recueillement prêtée à l'audition. Une belle exécution musicale a le privilège de développer les perceptions de l'auditeur. Elle éveille, par ce fait, son attention et fait naître parfois chez le profane la sensation unifiée de l'image musicale à travers les perceptions successives des sons.

Si la surexcitation du sens auditif a produit le phénomène de l'attention spontanée, pourquoi la surexcitation du sens musculaire, mis en action pour l'émission des sons sur le clavier, ne produirait-elle pas le même phénomène?

La surexcitation du sens auditif aura produit un perfectionnement fugitif de l'organisme. La cause extérieure de la surexcitation disparue, cette supériorité acquise se répercutera par des représentations de plus en plus affaiblies, à mesure qu'elle s'éloignera de l'effet réel produit. Sous l'influence du perfectionnement des fonctions musculaires des doigts, au contraire, la supériorité de l'organisme grandira presque indéfiniment, et, avec elle, les de perceptions sensorielles de l'ouïe et les facultés cérébrales la conception musicale.

On pourrait dire qu'il ne s'agit pas uniquement du perfectionnement de l'enseignement musical, mais bien de la perfectibilité de l'organisme humain sous l'influence de l'enseignement musical basé sur les connaissances spéciales de la physiologie moderne.

La science cherche à analyser le mécanisme de tous les phénomènes de la vie; elle aidera l'artiste à percevoir et à reproduire le mécanisme de l'art qui fonctionne dans l'artiste lui-même, dans les forces physiques de son corps humain animé de mouvements qui font percevoir, sentir, penser!

Le physiologiste retrouve, dans un grand nombre de faits vitaux, les forces physiques qui tendent toutes à se réduire à une seule force : celle qui engendre le mouvement. Les phénomènes artistiques tombent sous cette même loi. Les mêmes causes qui permettent de prouver expérimentalement la transformation de l'électricité d'une pile en travail mécanique, en chaleur, en lumière et en action chimique, permettent aussi de prouver que, lorsque la vitesse fonctionnelle des muscles est perfectionnée, l'exécutant possédera la cause première de tout perfectionnement artistique. Pour l'exécution d'une œuvre musicale, cette vitesse se transformera en agilité dans les complications du mécanisme des doigts; en sensibilité du toucher, d'où naît la beauté du timbre de la sonorité; en relativité des notes, d'où résulte l'expression musicale; en haute esthétique, qui établit les rapports de l'art avec la vie universelle, par l'évocation des images.

CHAPITRE II

L'ATTENTION ET LE SENS MUSCULAIRE

Ampère a été le premier à constater la « modification produite sur nos sensations actuelles par les images des sensations antérieures qui nous font voir plus que nous ne voyons, et entendre plus que nous n'entendons ».

C'est précisément cette réceptivité progressive de notre organisme, base de toute éducation artistique, qui sera toujours en équivalence absolue avec le degré d'attention prêté respectivement par chacun à l'étude.

Les degrés d'attention varient à l'infini, selon le degré d'affinité existant entre la cause qui la provoque et l'organisme qui la produit. Elle se manifeste avec cette double relativité à travers toute l'échelle des êtres vivants. Nous sommes donc, même dans nos aptitudes élevées, apparentés aux êtres les plus inférieurs. Cette constatation, loin de nous avilir, est faite pour augmenter la conscience de notre perfectibilité. Nous reconnaître dans l'être inférieur est un recul que l'observation nous permet de faire ; il doit suggérer à chacun de nous l'idée d'un progrès continu à réaliser.

Nos forces sont limitées, il est vrai ; mais que d'économie il nous reste à faire dans la dépense de ces forces ? Non pas en vue de dépenser *moins*, mais de dépenser *mieux*.

Cette plus-value de nos forces peut être acquise dans l'étude musicale par la connaissance profonde de notre organisme. Par elle nous voyons que le sentiment de l'art, qui ne se communique pas directement, peut dériver de l'intelligence de l'étude, à travers laquelle il est pratiquement-transmissible.

Plus on recule le problème de l'art de l'exécution musicale, plus on constate la fusion de la fonction matérielle qui exprime et du sentiment esthétique exprimé. Si l'on divise cette fonction matérielle en parties infinitésimales, l'intelligence artistique sera inhérente à chacune de ces parties ; c'est sous la forme de ces manifestations infimes que l'unification de la pensée et du mouvement doit être acquise.

Comment résoudre ce problème ?

Dans l'étude usuelle du piano, on cherche à rendre faciles les difficultés apparentes du mécanisme ; dans l'étude vraiment régénératrice, on doit rendre difficile l'action initiale du mécanisme qui paraît facile. Les procédés sont inverses, les résultats le sont de même.

Si vous vous appliquez à transmettre toute la force de votre intelligence aux différents caractères dont se compose l'expression musicale, il ne reviendra à chacun de ces caractères qu'une faible part de votre force. Si vous concentrez au contraire toute votre force, par un choix déterminé, sur une fonction initiale dont l'action se manifeste dans chacun de ces caractères différents, l'expression musicale reconstituée dans son ensemble vous offrira une multiplication de votre force, car vous la trouverez réincarnée sous chacun des caractères qui la composent.

Il y a donc entre l'enseignement d'un mouvement appelé à transmettre la pensée musicale, et l'enseignement d'un mouvement qui exclut cette transmission, une différence essentielle. Dans le premier cas, on s'applique à dépenser la force inhérente au corps entier à une action aisée, c'est-à-dire on cherche à dépenser toute sa force pour soulever un objet de la légèreté d'une plume. Dans le second cas, on s'applique à rendre aisé une action difficile, c'est-à-dire : on cherche à soulever avec facilité un objet lourd.

« Le fait d'une délicatesse extrême d'un ou deux sens principaux peut modifier tout le caractère intellectuel et moral[1] ! » Ce fait, l'étude de l'art peut le réaliser sur tous les organismes, par l'intelligence du travail fonctionnel communiqué. Toute étude d'art, basée sur des fonctions matérielles, peut transformer chaque volonté qui s'offre à elle en *intelligence volontaire*. Cette intelligence qui consiste dans une rectification constante et progressive des mouvements mal adaptés, est la lutte de la volonté intelligente contre l'organisme impropre à réaliser l'acte intelligent.

Le maximum d'intelligence dépensée équivaut, dans l'activité fonctionnelle, au minimum de forces perdues ; le

1. Th. Ribot, *la Psychologie de l'attention.*

maximum de forces perdues est synonyme d'inintelligence. Réussir, par le travail, à diminuer ce maximum d'un degré, c'est acquérir un degré d'intelligence volontaire; ce premier pas franchi, la route à parcourir s'étend indéfiniment. Les procédés de marche sont les mêmes pour tous. Ceux dont l'effort a plus d'énergie auront l'allure plus vive, les autres auront l'allure plus lente.

C'est à dessein qu'il n'est pas fait mention ici de l'intelligence innée ou spontanée : se fier à elle serait, au début de l'étude, un danger. Elle est une lueur fugitive, vacillante; parfois elle dure autant que les teintes rosées d'un coucher du soleil; mais on arrive avec elle tout de suite au but; après cela, on recule pour recommencer toujours à peu près au même point. C'est là son influence, à moins qu'on ne sache utiliser ses rapides lueurs par la réflexion qui augmente leur intensité, mais c'est revenir de fait à l'intelligence volontaire.

Dans l'étude du piano, le premier acte d'intelligence réside dans l'action musculaire des doigts, dont le degré de développement sert précisément à la psychologie physiologique de base pour déterminer le degré d'activité cérébrale de chaque individu. L'attention coïncide avec la tension musculaire, comme la différence de chaleur ou de froid de la température coïncide avec les degrés d'un thermomètre. On se rendra plus attentif à mesure qu'on tendra mieux ces muscles pour l'articulation des attaques, car le mécanisme de l'attention réside dans les muscles, qui, de même que des fils de caoutchouc, s'échauffent en se contractant. C'est donc en apprenant à gouverner ses muscles, en les rendant de plus en plus aptes à se mouvoir par impulsions rapides et indépendantes, que l'on devient réellement attentif, et par le fait capable de faire œuvre d'artiste.

L'étude du piano nous offre donc en quelque sorte la possibilité d'augmenter notre force d'attention et notre activité cérébrale au même degré qu'elle augmentera la tension musculaire de nos doigts.

Ce processus psycho-physiologique de l'étude du piano est généralement ignoré, car on peut, malheureusement, à force d'exercices mal dirigés, acquérir une grande agilité des doigts avec des fonctions musculaires très relâchées ou très mal utilisées.

L'organisme de ces exécutants porte en lui-même une négation de l'art; il ressemble à une harpe dont toutes les cordes resteraient détendues ou mal accordées. Pour faire de la musique, il faut soi-même vibrer harmonieusement.

L'état de vibration intense ne nous est naturel qu'à de rares intervalles. A l'état normal, notre attention et notre tension musculaire sont diffuses; on pourrait les comparer aux ondulations faibles répandues sur une grande surface d'eau. L'attention volontaire nous permet d'accumuler sur un point déterminé le courant de ces ondes diffuses et d'augmenter, en restreignant le champ de leur action, la force de mouvement des ondes. L'attention spontanée accomplit ce même phénomène plus rapidement et plus énergiquement, mais généralement pour une très courte durée.

Voici donc en quoi consiste, pour l'étude artistique, notre empire sur nous-mêmes, et encore cessons-nous de pouvoir l'exercer, dès que notre organisme n'est plus dans son état normal. La grande fatigue ou la maladie peuvent atrophier notre énergie vitale; nulle attention volontaire ne pourra se constituer, si les mouvements impulsifs font défaut. L'état négatif résultera de même d'une trop grande surexcitation. Notre attention est hypertrophiée; nulle concentration ne pourra être obtenue par la volonté.

Une troisième évolution des ondes échappe à la volonté, celle qui constitue l'idée fixe; si elle a été produite par des actes de concentration volontaire, elle peut parfois être une preuve de supériorité; mais elle devient un cas pathologique, si elle dérive du désordre de la volonté qui perd l'orientation de la force impulsive sur une partie ou sur l'étendue entière de sa sphère d'action.

Les fonctions musculaires sont indéfiniment perfectibles par l'étude du piano; néanmoins, on s'en tient généralement à un développement très superficiel, et nuisible, parce qu'on exige l'effort par l'enseignement *d'un mouvement isolé*, c'est-à-dire : impuissant.

Faire agir les doigts autrement que par séries de mouvements successifs entre lesquels il y a un échange non interrompu de forces communiquées, utilisées et communiquées à nouveau, est un procédé inintelligent, qui prolonge la durée de l'étude, sans amener le résultat rêvé. Ainsi la balle élastique et le cerceau peuvent produire, après une seule impulsion communiquée, une série de mouvements. Le cerceau, lancé sur un terrain plat, continue tout seul à tourner et à avancer. Une balle élastique, jetée sur le parquet, rebondit maintes fois avant de perdre entièrement son élan. Mais si, après avoir contracté un doigt, on le laisse tomber sur la touche, l'impulsion donnée reste sans ricochet. Sa force sert uniquement à enfoncer la touche, elle est perdue pour le mouvement suivant, car une seconde impulsion est nécessaire pour soulever le doigt de la touche. Donc, pour un seul son à produire, on enseigne au doigt deux actions opposées l'une à l'autre! Ces procédés sont contraires aux lois de l'élasticité musculaire, basée sur la fusion des secousses successives; ils ne peuvent donc pas être utiles aux progrès de l'organisme individuel que tout exécutant doit poursuivre et atteindre.

Au lieu d'acquérir l'habitude de manier ces deux impulsions contradictoires avec adresse, sans grand profit pour la tension musculaire, on pourra perfectionner indéfiniment son système musculaire en dirigeant chaque mouvement du doigt, même avec la plus légère attaque de la touche, de façon à accroître la force qui le produit. On devra, dans ce but, substituer le *mouvement circulaire* tracé du bout du doigt, avec *glissement* pendant l'enfoncement de la touche, au mouvement de va-et-vient généralement pratiqué pour les attaques.

Pourquoi l'artiste, qui est forcé d'inventer le mécanisme si subtil de la pensée musicale, ne reconnaîtrait-il pas, comme le mécanicien des moteurs artificiels, que les mouvements alternatifs sont une cause de perte de forces pour l'étude d'art? Il pourra avantageusement appliquer le même raisonnement que le mécanicien et dire : « Pour qu'une pièce pesante, lancée avec une vitesse, soit ramenée en sens contraire, il faut d'abord détruire le travail qu'elle contient, pour ainsi dire, sous forme de force vive. De même, un membre brusquement étendu a besoin, pour être rapidement fléchi, que sa vitesse soit d'abord détruite, ce qui exige une dépense de travail.

« Pour parer à ces pertes de travail moteur, les mécaniciens recourent autant qu'ils peuvent à l'emploi du mouvement circulaire, à la place du mouvement de va-et-vient. Ainsi l'homme qui, dans ses inventions, s'inspire si souvent de dispositions dont la nature lui offre des exemples, s'éloigne cette fois de son modèle; il prétend le surpasser, et il a raison [1]. »

En ce qui concerne le mouvement de va-et-vient de l'attaque du doigt, un fait curieux à noter est que J. S. Bach, selon les définitions transmises par J. N. Forkel, ne l'employait pas en jouant du clavecin.

Dans le chapitre de son livre, consacré à « Bach claveciniste », Forkel dit : « Je n'ai pu m'empêcher de souvent m'étonner que Phil. Emmanuel Bach, dans son *Essai sur la vraie manière de toucher le clavecin*, n'ait pas enfin décrit les caractères qui constituent ce haut degré de netteté dans le toucher de l'instrument : il possédait en effet lui-même ce toucher qui formait une des grandes originalités de l'exécution de son père. » Désireux de combler cette lacune, Forkel analyse le toucher de J. S. Bach et dit textuellement : « l'impulsion, ou la quantité de pression, communiquée à la touche doit être maintenue avec égalité : pour cela, le doigt ne se doit pas lever perpendiculairement de la touche, mais bien plutôt glisser doucement le long de cette touche, en se repliant graduellement vers la paume de la main [2]. »

1. Marey, *la Machine animale*.
2. J. N. Forkel, *Vie, talents et travaux de J. S. Bach*.

Avant d'analyser les procédés pratiques à appliquer à l'étude, il importe de savoir : comment fonctionnent les muscles au commandement du cerveau, et comment leur état se modifie physiologiquement, non seulement sous l'influence de la fonction ou du repos, mais aux âges différents.

« Lorsque la volonté commande une contraction musculaire, le nerf provoque dans le muscle une série de secousses assez rapprochées les unes des autres pour que la première n'ait pas le temps de s'accomplir avant qu'une autre commence. De sorte que ces mouvements élémentaires s'ajoutent et se fusionnent, pour produire la contraction [1]. »

On peut donc comparer les fonctions musculaires, selon Borelli, à une chaînette de métal formée d'anneaux circulaires élastiques. Sous une traction exercée par la volonté, chaque anneau se déformera pour prendre une forme ovalaire, et la chaînette entière s'allongera en raison du nombre de ces anneaux, c'est-à-dire en raison de sa longueur. Cette chaînette est, à travers toute la durée de l'existence, à l'état de transformation constante, non seulement par son caractère organique, mais sous l'influence de son repos, ou des conditions de son fonctionnement.

Lorsqu'on examine le système musculaire aux différentes époques de la vie, on lui trouve des aspects différents. « Il semble que les muscles aient des âges bien distincts et que, formés de substances contractiles, ils perdent peu à peu, en vieillissant, leurs fibres rouges, que viennent remplacer

1. Marey, *la Machine animale.*

les fibres blanches et nacrées du tendon [1]. » On peut donc
admettre que ce que les muscles, en vieillissant, perdent
en élasticité, ils le gagnent en force de tension ; des efforts
plus grands sont réalisables sur cette chaînette dont les
anneaux se sont épaissis, à condition, naturellement, que
sa force contractile ait été maintenue par l'exercice, car
non seulement « les os, les articulations, les muscles, se
modifient de diverses façons par l'effet de divers modes
de fonctionnement, mais la médecine et la chirurgie nous
montrent que c'est le mouvement même qui entretient
l'existence du muscle. Un repos prolongé de cet organe
entraîne d'abord la diminution de son volume, et bientôt
l'altération des éléments qui le constituent. Des corpuscules
graisseux se substituent à la fibre striée qui forme l'élément normal ; enfin, ces corpuscules, devenant de plus en
plus abondants, envahissent la substance musculaire tout
entière. La phase d'altération, ou de dégénerescence
graisseuse, est suivie d'une résorption de la substance du
muscle, qui disparaît entièrement au bout d'un certain
temps [2]. »

Enfoncer avec le doigt une touche d'un clavier, paraît
un acte bien simple ; c'est parce qu'il paraît si simple qu'on
le voit imparfaitement. Ainsi, il peut paraître très simple
qu'en touchant un objet, du bout de l'index, nous ayons des
sensations très subtiles qui nous permettent de distinguer
si c'est du velours, du satin, du taffetas, de la laine, que
nous touchons. Mais si nous regardons le bout de nos

1. Marey, *op. cit.*
2. Marey, *op. cit.*

doigts au microscope, ce processus des sensations devient extrêmement complexe, car nous voyons que nous avons dans la pulpe de chaque doigt des centaines de petits doigts microscopiques, dont chacun garde ses sensations propres, et que c'est en réalité cet ensemble, si infiniment complexe, de sensations différentes, que nous considérons comme le fait simple de la sensibilité du toucher. Il en est de même si nous voyons sous sa forme complexe, c'est-à-dire artistique, le caractère de la fonction motrice qui précède et qui suit l'enfoncement de la touche par le doigt.

Chez l'exécutant c'est le *non-savoir* de la complexité du mouvement qui correspond au *non-pouvoir* de sa réalisation mécanique. Ces deux faits annulent la réaction cérébrale, et produisent le *non-vouloir* de la pensée musicale.

Voici comment *savoir*, *pouvoir*, *vouloir* forment une unité inséparable du mouvement et de la pensée artistique.

Bain fait à ce sujet une observation judicieuse, lorsque, parlant des premiers essais que nous faisons pour jouer d'un instrument de musique, il dit : « Le sentiment intérieur que nous avons de la difficulté de l'exécution est représenté par le nombre de gestes maladroits et mal dirigés auxquels nous nous livrons. D'un autre côté, lorsque nous sommes parvenus au plus haut degré de facilité et d'habitude, le calme général du corps prouve que la marche de la puissance motrice est désormais limitée à la seule voie indispensable aux mouvements exacts qu'il s'agit de produire [1]. »

---

1. Bain, *l'Esprit et le Corps.*

Malheureusement, avec les procédés inconscients d'étude, c'est bien rarement que l'on atteint cette dernière phase ; on ne corrige les gestes maladroits que dans la proportion dont on en a conscience. On s'en rapporte non seulement exclusivement aux défauts visibles des mouvements, mais on connaît même d'une manière très insuffisante l'influence bonne ou mauvaise des mouvements visibles. Plus un mouvement est de petite dimension, moins on lui accorde d'importance. Mais à mesure que l'on devient plus artiste, on voit que c'est le contraire qui devrait se produire. Plus un mouvement est de petite dimension, plus il faut lui accorder d'attention. Quand il vous échappe par sa petitesse, il faut prendre une loupe pour arriver à le voir, c'est-à-dire pour arriver à la conception de sa complexité en déterminant son mécanisme. Ainsi, pour enfoncer artistiquement la touche d'un clavier, sans parler de l'acte du toucher traité au chapitre III, les impotences fonctionnelles innées de nos muscles peuvent s'établir (en admettant la contraction préalable des doigts pour l'attaque) :

I. Par l'insuffisance de l'immobilité des doigts, avant de projeter le mouvement de l'attaque ;

II. Par la lenteur du mouvement moteur de l'attaque ;

III. Par la défectuosité de la réaction du doigt après l'attaque de la touche ;

IV. Par l'impossibilité de faire correspondre l'immobilité de certains doigts avec l'activité motrice de certains autres.

I. **L'immobilité musculaire.** — « On peut dire que l'exercice de l'immobilité est l'exercice le plus favorable au développement de l'intelligence ; une éducation qui négligerait cet exercice supprimerait l'attention ; ce serait une éducation régressive [1]. »

Certains psychologues paraissent avoir parfois confondu l'immobilité volontaire des muscles avec le repos des muscles. La même confusion règne dans l'enseignement du piano, où, à tort, on ne cherche pas à cultiver l'immobilité des doigts autant que leur action.

Peut-être voulait-on autrefois développer le principe de l'immobilité par ces exercices où certains doigts tenaient les touches enfoncées, pendant que d'autres doigts faisaient des attaques. Mais précisément cette immobilité produite par la détente des doigts dans l'enfoncement des touches représente le repos, c'est-à-dire le sommeil des organes. Elle n'a rien de commun avec l'immobilité qui correspond à la tension musculaire, et dont l'influence est prépondérante sur le développement organique, parce que l'action statique (l'immobilité) produit, comme Béclard l'a démontré, plus d'énergie, et fait augmenter la température du muscle plus rapidement que l'action dynamique (le mouvement).

Si l'on contracte fortement les doigts d'une main par les procédés de la méthode du toucher [2], on peut, par des contacts successifs de l'index de l'autre main, comparer la différence d'état inhérent aux doigts de chaque main. Les doigts contractés donnent, sans se mouvoir, la sensation d'une véritable force de pression ; l'index non contracté semble inconscient, car, même en se mouvant, son action

1. Ch. Féré, *la Pathologie des Émotions.*
2. Marie Jaëll, le Toucher, *Nouveaux principes élémentaires pour l'enseignement du piano.*

transmet peu de volonté ; sa sensibilité tactile aussi est inférieure à celle des doigts contractés.

La contre-épreuve de ces sensations pourra être obtenue
en contractant les index des deux mains, ce qui rendra aussitôt l'attouchement des doigts de chaque main également
sensible.

Un autre caractère de la contraction se manifestera dans
les conditions suivantes : soumettre les deux mains pendant
une minute ou deux à cette contraction préalable exigée
par l'étude du toucher, et produire ensuite un attouchement, en superposant en sens inverse l'extrémité d'un
index sur l'autre ; par ces procédés on ressentira non seulement un dégagement de chaleur entre les deux phalangettes, mais il s'établira entre elles un courant de vibrations. C'est là l'action invisible des muscles dans la tension
statique.

Dans cette subtile modification de l'état physiologique
réside la force initiale qui transmet l'expression musicale,
dès que l'exécutant la combine avec les mouvements métaphoriques du toucher (voir chap. III).

Si l'étude du piano a pour condition physiologique la
tension générale de la musculature, c'est que l'immobilité
de la main exige l'immobilité du corps entier ; mais, naturellement, on ne peut prolonger la durée de cette immobilité volontaire « qu'à condition d'avoir de bons muscles,
bien innervés, bien nourris » [1].

Ces bons muscles, l'étude du piano peut aider à les

1. Ch. Féré, *la Pathologie des Émotions.*

former, si, avant l'attaque de chaque doigt, l'exécutant attend l'ordre du mouvement émanant du cerveau, dans un état spécial de préparation qui lui permet d'obéir avec une spontanéité absolue.

L'avance chronique des attaques de la main gauche sur celles de la main droite est un défaut connu de chacun. Un défaut moins connu c'est l'avance que les mouvements d'attaques de la main droite ont sur notre propre volonté. Si les doigts sont redressés fortement, il est souvent aisé de constater que la descente s'effectue non au moment où l'attaque est faite, mais avec une avance considérable. L'exécutant ignore généralement ces impotences fonctionnelles qui doivent être corrigées par l'étude de l'immobilité et par le perfectionnement de la représentation mentale des mouvements, car « l'énergie d'un mouvement est en rapport avec l'intensité de la représentation mentale de ce même mouvement [1] ».

Il importe d'éclaircir ces rapports psychomoteurs, qui semblent être en contradiction avec l'inconscience relative accordée généralement aux mouvements mécaniques, transmis aux organes par un exercice prolongé, et dont M. Marey donne la définition suivante :

« Plusieurs physiologistes pensent, et nous avec eux, qu'il existe, dans le cerveau et dans la moelle, des centres d'action nerveux qui prennent, par suite de l'habitude, certaines attributions. Ils arrivent à commander et coordonner certains groupes de mouvements, sans participation com-

---

1. Ch. Féré, *Sensation et Mouvement.*

plète de la partie du cerveau qui préside au raisonnement et à la conscience de nos actes [1]. »

C'est justement parce que ces faits sont physiologiquement vrais qu'il importe d'établir leur influence pernicieuse : car l'étude musicale doit précisément être faite avec cette partie du cerveau qui préside au raisonnement et à la conscience de nos actes.

Connais-toi toi-même serait l'injonction par excellence à adresser à ceux qui étudient l'art musical. Savoir que diriger rapidement, sur un point spécial, un mouvement d'une grande vitesse est un phénomène de perfectionnement, c'est comprendre, qu'avant même de pouvoir enfoncer artistiquement une touche de clavier avec un doigt, on devra, par un effort de raisonnement, modifier l'ordre cérébral même de cet acte et les conditions physiologiques dans lesquelles il sera réalisé. Il y a par conséquent incompatibilité absolue entre la demi-conscience du mouvement et le perfectionnement du mouvement. Pour savoir qu'on est imparfait, il faut se connaître ; pour se corriger, il faut se vaincre ; pour pouvoir se vaincre, il faut savoir en quoi consiste le perfectionnement, et le pratiquer. C'est la tâche de l'étude.

II. Lenteur de la fonction motrice du doigt pour l'attaque de la touche. — L'énergie du mouvement est en rapport avec l'intensité de la représentation mentale de ce même mouvement. Dans le paragraphe précédent, ce perfectionnement a été posé, sous l'influence statique des

---

1. Marey, *la Machine animale*.

muscles, comme première condition du perfectionnement de l'attaque du doigt.

Plus le caractère de l'attaque se transformera sous la progression de la vitesse des fonctions musculaires, plus l'exécutant sentira « qu'un organe quelque petit qu'il soit, lorsqu'il se meut rapidement, tend à mettre à son pas tous les autres organes du mouvement [1] ». Ainsi, au moyen d'un enfoncement extraordinairement rapide de la touche d'un clavier, on produit des réactions sensorielles et cérébrales intenses. Ce mouvement si léger de l'attaque de la touche, transmis avec une suprême vitesse, constitue une véritable secousse vibratoire qui parcourt au même instant toute la musculature du corps.

C'est cette répercussion musculaire que nous considérons comme le phénomène apte à remplacer dans l'étude du piano les étincelles par lesquelles Wundt démontre le développement progressif des perceptions visuelles. Ces secousses agiront de même sur les perceptions auditives de l'exécutant, et lui permettront d'acquérir, par l'étude, la représentation mentale des sons entendus.

On peut utiliser dans l'attaque de la touche trois leviers différents : celui des doigts, celui du poignet, celui de l'avant-bras.

Le premier nous occupe exclusivement ici, parce qu'en lui l'énergie de la volonté se transmet sous un minimum d'effort visible ; il est donc le plus propre à développer l'intelligence.

Il serait utile de préciser néanmoins que les trois leviers

1. Bain, *l'Esprit et le Corps.*

sont indéfiniment modifiables dans l'ampleur de leur contraction ; mais les modifications, par lesquelles on restreint
l'étendue du mouvement des leviers, ne doivent être
employées que dans l'exécution où il ne s'agit plus de transformer l'organisme, mais de faire coopérer les différents
perfectionnements réalisés à la production musicale. Ainsi,
dans le 1er volume du Toucher [1], on applique à l'étude du
troisième levier la loi des équivalences, par laquelle le mouvement doit être ralenti, dans sa vitesse, en raison du poids
qui le fait tomber : c'est-à-dire il doit être ralenti comme
s'il était contre-balancé par un poids qu'il est forcé de soulever en descendant. Avec cette façon de mouvoir le levier,
la force transmise à l'attaque est fournie en partie par la
pesanteur qui ajoute, par l'augmentation du poids, ce que
le mouvement perd en vitesse.

Rien de tel ne doit se produire dans le mouvement qu'il
s'agit de transmettre par l'action du doigt. L'attaque faite
par la ligne courbe, tracée par le bout du doigt pour l'étude,
doit produire le moins de poids possible, comme si elle
n'avait qu'une résistance très faible à vaincre. L'influence
de la pesanteur doit être éliminée du travail, car la pesanteur, sans équivalence est anti-artistique, et avec équivalence elle entrave la vitesse.

Le mouvement de l'attaque nécessite une telle légèreté
que si, pendant l'accomplissement du parcours circulaire
du doigt, l'on faisait marcher la main en avant, le doigt tra-
cerait précisément, à travers ses quatre phases : l'immobilité, l'attaque, le toucher, la réaction, le même parcours

---

1. Marie Jaëll, le Toucher, *Nouveaux principes élémentaires
pour l'enseignement du piano.*

elliptique tracé par la pointe de l'aile pendant le vol d'un oiseau (voir Marey, *la Machine animale*, p. 253).

C'est ce mouvement léger où, par un effort complexe, on cherche à produire l'enfoncement le plus rapide de la touche sans dépense de poids, qui forme le problème moteur de l'étude.

C'est dire que, pour former les organes de la sonorité, il importe de travailler de façon à produire très peu de son en enfonçant la touche, afin d'employer toutes les forces des organes à perfectionner le mouvement lui-même.

III. La défectuosité de la réaction du doigt après l'attaque de la touche. — Le perfectionnement de la réaction du doigt après l'attaque a une importance capitale dans l'exécution. Le timbre de la sonorité est en partie provoqué par le caractère de cette réaction.

Le fait a pu s'établir, grâce à l'invention de M. Carpentier, car son *mélotrope* donne non seulement la reproduction exacte de l'exécution du pianiste, mais arrive à réveiller la sensation du timbre de sa sonorité. Cet effet ne peut être attribué à une autre cause qu'à celle de la réaction du doigt, très fidèlement reproduite par le *mélotrope* qui ne peut transmettre aucune des influences du toucher, soit par rapport à la quantité de l'étendue, du moelleux, ou de la dureté du contact, soit par rapport au caractère de la pression exercée.

La puissance de la réaction instantanée est en plus une force expressive de premier ordre : pour l'enchaînement des notes, les différences les plus minimes dans les réactions rehaussent ou atténuent extraordinairement l'expressivité des attaques très bien faites.

Les différentes réactions consistent :

1° A établir la durée absolue des notes écrites, si ces notes ne sont ni liées ni détachées;

2° A établir une variété infinie d'amoindrissement de leur durée dans le *détaché*;

3° A établir avec une grande précision de rapports la prolongation de leur durée dans le *lié*.

Les réactions à effectuer pour le *lié* sont une des difficultés principales de l'exécution. Pour lier les sons, il ne faut réellement quitter une touche qu'après avoir enfoncé celle qui doit lui succéder. Il s'agit là de *syncopes microscopiques* que l'exécutant doit vraiment *entendre* et *sentir* en les réalisant. Nous aurons l'occasion de revenir sur ce sujet.

Dans toute exécution se déroule un double genre de phénomènes : créer le son par certains mouvements, le détruire par certains autres. Les rapports de ces doubles phénomènes sont si indissolubles, que, mal détruire, c'est créer inutilement bien.

Il est évident que tous les défauts des mauvaises fonctions de l'attaque se réfléchiront dans les fonctions de la réaction des doigts, et qu'il faut perfectionner les secondes par les premières; néanmoins, la contraction rapide par laquelle la réaction sera effectuée, contribuera aussi à son perfectionnement.

Il importe de rappeler ici que, pour l'étude, cette contraction doit être faite avec la sensation d'une grande résistance à vaincre, afin d'assouplir, sous une impulsion irrésistible, les articulations qui lient les doigts à la main. Par l'application de ces procédés, la transformation progressive de la tension musculaire prend un caractère si énergique, que même la forme de la main n'échappe pas à son influence. Donc, par tout bon travail, le résultat acquis doit se constater déjà, après quelques mois d'étude, dans le changement physiologique de la main, dont l'aspect est modifié. Ce changement peut suivre un accroissement presque indéfini, si l'effort est intelligemment prolongé.

Ces résultats doivent s'obtenir par une ou deux heures de travail par jour. Si l'on voulait étudier trois heures par jour, maximum qu'on ne devrait en aucun cas dépasser, il faudrait répartir le travail en trois parts égales, afin de ne travailler chaque fois qu'une heure consécutivement.

IV. L'immobilité de certains doigts combinée avec la fonction motrice de certains autres. — Les dix doigts sont dix personnages dont chacun doit individuellement obéir au commandement qu'il reçoit, sans se laisser influencer par les commandements que reçoivent ses voisins.

Lorsqu'on songe que le point de départ pour la diversification du moindre mouvement des doigts et des phalanges est dans les longs tendons du bras, on s'explique la difficulté de la tâche, et l'on cesse de s'étonner des mouvements associés qui se produisent.

Relativement aux associations involontaires, M. Ch. Féré a expérimentalement prouvé que si parmi trois doigts on ignore avec lequel on devra répondre à un signal, il se produit, au moment où l'on désigne celui qui doit agir, un mouvement dans les trois doigts; au lieu d'une courbe graphique, il s'en produit trois. Néanmoins, le doigt désigné a toujours deux ou trois centièmes de seconde d'avance sur les autres, et son impulsion est plus brusque, plus énergique. Les cinq doigts d'une main représentent donc, dans l'étude du piano, des personnages distraits, c'est-à-dire inconscients. Plus on arrivera à les rendre individuellement conscients en les dissociant, plus la force de concentration statique dépensée par ceux qui restent immobiles augmentera la force et l'instantanéité de mouvement des autres. Le moindre mouvement d'association produit dans un doigt, représente donc non seulement pour ce doigt même une *force perdue*, mais aussi pour celui qui doit agir.

Lorsque toute la musculature de l'organisme est tendue pour déployer dans la flexion ou dans la tension d'un doigt le maximum de force transmissible, les moindres défaillances motrices ont une importance capitale. Le fait est si vrai qu'on pourrait dire de l'exécutant qui a vaincu tous les genres de difficultés du mouvement de l'attaque, que pour lui, la difficulté du langage musical a en principe disparu. C'est par ce processus moteur initial qu'on empêche à la fois les doigts de se mouvoir, avant que le cerveau ait donné d'ordre, et le cerveau d'ordonner, pendant que maints mouvements associés des doigts empêchent ses ordres d'être exécutés avec la perfection voulue.

CHAPITRE III

LE TOUCHER ET LE SENS AUDITIF

« Sur tous les points qu'un homme connaît mieux que ses semblables, il saisit des distinctions où les autres n'en voient aucune [1]. »

Chacun pourra expérimenter la justesse de cette observation, s'il veut, par un travail analytique du toucher appliqué à l'étude du piano, saisir les subtilités des rapports entre la diversité du toucher et la diversité des sons produits, avec leurs actions réflexes diverses sur les sensations auditives et les représentations mentales des sons.

Afin que ces effets multiples puissent être réalisés et observés, le toucher lui-même doit être moteur, car le sentiment du contact est bien moins vivace dans l'attouchement simple que dans l'attouchement consistant en glissement ou en frôlement du doigt sur la touche.

En ce qui concerne les avantages du *toucher moteur*

---

1. Bain, *l'Esprit et le Corps.*

appliqué déjà par J. S. Bach dans l'exécution sur le clavecin, J. N. Forkel dit : « Dans la transition d'une touche à l'autre, la glissade sert à communiquer avec la plus grande rapidité au doigt voisin la quantité exacte de pression employée par le doigt précédent ; de telle sorte que les deux sons se trouvent n'être ni détachés ni soudés ensemble. Le toucher n'est alors ni empâté ni trop bref[1]. »

Si ces avantages étaient déjà appréciables pour le clavecin, ils deviennent pour le piano moderne une ressource inestimable. L'art du toucher communique le sentiment musical non seulement par la vitesse acquise du mouvement de l'attaque, mais par la forme motrice du contact.

Au sujet de l'influence des mouvements sur les idées, il a été fait bien des expériences psychophysiologiques, mais jusqu'à présent on n'a pas cherché à étendre cette influence, d'une façon pratique, à l'étude d'un instrument de musique. C'est là pourtant que l'expérience pouvait donner les résultats les plus surprenants, les plus concluants.

Avant d'entrer dans les détails de ce phénomène, cherchons à démontrer comment l'exécutant, le moteur actif, peut transmettre à l'instrument, le moteur passif, la beauté du timbre de la sonorité.

De tout temps on a considéré un beau toucher comme un don inné ; on aurait qualifié d'utopie la tentative de vouloir, par des procédés spéciaux, permettre à chaque élève d'influer sur le mécanisme de l'instrument, de façon

----

1. J. N. Forkel, *Vie, talents et travaux de J. S. Bach.*

a donner un beau timbre à sa sonorité. Des preuves indéniables démentent ces faits aujourd'hui : après trois mois d'études, la mauvaise sonorité peut, chez l'élève le plus dépourvu de dons naturels, être remplacée par des sons si harmonieux qu'on ne croit pas entendre le même exécutant.

Les causes de la modification du timbre de la sonorité ont été, pour le mécanisme de l'instrument, révélées par la photographie instantanée, qui, par l'analyse de l'action complexe du marteau, démontre que le contact entre le marteau et la corde présente des différences notables selon que le timbre est bon ou mauvais.

C'est en se basant sur ces différences, que l'exécutant peut conformer ses attaques de façon à provoquer une action favorable du marteau sur le timbre. Grâce à cette étude spéciale, le mécanisme de l'instrumentiste et de l'instrument se combineront et agiront dans un but clairement déterminé.

Sans cette fusion, l'union entre le piano et le pianiste reste un vain mot. Et le pianiste ne fera pas vraiment de la musique quand il jouera du piano, puisque, par rapport à son mécanisme intime, il saura aussi peu tirer l'harmonie de son instrument, que l'interlocuteur auquel Hamlet présente, sous un symbolisme ingénieux, l'instrument de musique qu'il n'a pas appris à manier.

Le Mécanisme du marteau. — Chaque marteau du piano est construit de façon à ce qu'il ait le ressort d'une balle élastique : il rebondit donc très vite chaque fois qu'il a frappé la corde, et cette élasticité est une dès conditions essentielles de son bon fonctionnement [1].

Pour produire un beau timbre, il doit, grâce à cette élasticité, communiquer, pendant son contact, une série de secousses à la corde et ne pas rebondir trop vite après avoir frappé contre la corde.

Ce phénomène est expliqué par l'analyse photographique du mouvement [2], qui démontre que, si le marteau rebondit trop vite, la corde, en vibrant, le rejoint et le frôle à différentes reprises pendant qu'il retombe. Chacun de ces contacts supplémentaires amoindrit l'intensité des vibrations de la corde. Ainsi le mauvais timbre, dans les rapports du marteau et de la corde, se résume à une perte de forces de la corde, puisque la force de vibration communiquée par le marteau au premier contact, est rendue en partie au marteau pendant les contacts nuisibles qui suivent.

Le beau timbre, au contraire, résulte d'un seul contact pendant lequel le marteau est plus longtemps maintenu à la corde et retombe ensuite sans que la corde, en vibrant, puisse le rejoindre.

Quelle conclusion peut-on tirer de ces faits? Incontestablement le doigt, une fois son attaque de la touche faite, doit continuer à agir sur elle, afin qu'elle empêche le marteau de rebondir trop vite. Cette action supplémentaire peut s'acquérir par l'étude du glissement du doigt. Le glissement s'impose donc logiquement, comme une action complémentaire de l'attaque.

Il importe par conséquent d'étudier l'art du toucher sous

1. Helmholtz, *Théorie physiologique de la musique*.
2. Expériences photographiques de M. G. Lyon.

la double manifestation du *contact* et de l'*action motrice*
jointe au contact.

La différence d'étendue du contact. — Dans l'étude
du toucher, les différences d'étendue du contact entrent
pour une large part dans la modification de la sonorité. La
phalangette du pianiste représente une vraie palette par
laquelle le caractère du son varie selon l'amoindrissement
ou l'augmentation de l'étendue de son contact avec la
touche. Cette étendue se réduit à ses moindres proportions
lorsque l'attaque est faite en repliant la phalangette vers
l'intérieur de la main, de façon à enfoncer la touche pour
ainsi dire du bout de l'ongle ; elle arrive à son maximum,
lorsque l'attaque se fait avec l'appui de toute la phalangette.
Ces ressources sont pratiquement inexplorées, puisqu'on
ne les développe pas par l'étude.

Néanmoins, quelle que soit son étendue, le contact,
dans l'étude du toucher, doit se faire avec le moins de
dépense de force possible. La finesse du toucher ne peut
être développée que par des attouchements légers. « Toucher avec lourdeur, c'est combiner deux contraires : c'est à
la fois exciter une sensation et l'éteindre [1]. » En effet, la
délicatesse de toucher des extrémités de nos doigts a une
intensité telle, que la sensibilité décroît avec l'effort déployé
dans l'enfoncement de la touche; tandis qu'au contraire
cette sensibilité est augmentée par le fait de modifier
l'étendue du contact pendant la durée du toucher, car le

1. Gratiolet, *De la Physionomie et des mouvements d'expression*.

moindre changement de contact modifie le caractère des sensations. « La superficie de la peau n'est point semblable à un plan régulier et continu, mais sa surface est subdivisible en une multitude de petits compartiments, de chacun desquels s'élève une petite saillie semblable à une sorte de petit doigt microscopique ; et ces petits doigts se multiplient en foule, dans tous les points où le toucher est le plus délicat et le plus subtil.

« Dans certains points où la sensibilité est vive mais confuse, ils sont en général semés d'une façon fort irrégulière. Mais quand la sensation du toucher se perfectionne, ils se disposent en plates-bandes, sont rectilignes et parallèles entre elles. Chaque papille forme un appareil distinct, et sur la surface tactile des doigts se trouvent de cette façon une multitude de points déterminés, régulièrement espacés, dont chacun peut recevoir et communiquer des impressions distinctes. Ces faits montrent combien de modifications peut amener dans les mouvements des doigts et des mains l'exercice du toucher. Ces fines applications de ce sens semblent propres à l'espèce humaine, et, en effet, elles répondent bien plus aux besoins de l'intelligence qu'aux mouvements de l'instinct [1]. »

Modifier les dimensions du contact du doigt avec la touche, est non seulement un moyen de renouveler les sensations tactiles, mais les personnes dont les doigts très fins disposent naturellement d'une étendue très étroite de contact, pourront réparer ce défaut si elles ajoutent en longueur ce qui manque à leur contact en largeur. Dans

---

1. Gratiolet, *loc. cit.*

ces conditions, l'ampleur de la sonorité sera pour des doigts fins aussi bien acquise que si leur largeur était augmentée. Il se produit vraiment la sensation de l'augmentation du volume de la main, si l'exécutant sait tirer intelligemment parti de l'agrandissement du contact dont il peut disposer artificiellement par l'étude; car ces appropriations sont forcément le fruit d'un travail.

Les personnes dont les doigts sont très larges peuvent réaliser les compensations en sens inverse. Elles peuvent, en repliant les phalangettes, apprendre à jouer sur l'extrémité du bout du doigt, ce qui réduit leur contact à la plus petite dimension, et leur permet de produire une sonorité à la fois précise et fine, comme si leurs doigts avaient diminué de volume. C'est sous cette double forme motrice que le toucher est analysé au paragraphe suivant.

Les changements de timbre produits par le changement d'étendue du contact, ont un caractère spécial, et ne peuvent pas se confondre avec ceux qui sont produits par l'action motrice de l'attaque ou par la pression du doigt.

Entre ces deux influences extrêmes, modifiant la sonorité selon les dimensions du contact maximum ou minimum, s'échelonnent des influences intermédiaires nombreuses qui transforment la sonorité à divers degrés. Le tout est de les trouver et de pouvoir en disposer au moment voulu.

L'étude du mouvement moteur des phalangettes doit développer cette connaissance et rendre l'usage des attaques les plus diversifiées, comme dimensions de contact, pratiquement réalisable.

La fonction motrice des phalangettes. — M. Ch. Féré,
dans sa *Pathologie des Émotions*, attire l'attention sur
le fait que, chez les individus à intelligence obtuse, les
mouvements de flexion isolée des deux dernières phalanges
des doigts et de la phalangette du pouce, peuvent manquer
complètement, ou se produire avec une force à peu près
nulle. On pourrait en conséquence admettre l'hypothèse
que le toucher, qui se ramène à la fonction motrice des
phalangettes, ne pourrait pas être enseigné aux individus
à intelligence obtuse, et qu'il est lui-même un acte fort
intelligent, apte à étendre l'intelligence de ceux qui en font
l'étude.

M. Féré ajoute : « L'absence ou la faiblesse du mouvement de la phalangette du pouce est particulièrement digne
de remarque, car ce mouvement est dû à l'action du long
fléchisseur du pouce ; or Gratiolet a montré que ce muscle
est caractéristique de la main humaine, et qu'il n'existe
pas chez les singes supérieurs. Et, d'autre part, Duchenne
(de Boulogne) a vu que c'est ce muscle qui joue le rôle le
plus important dans les mouvements les plus délicats de la
main [1]. » Ce rôle prépondérant lui revient aussi tout naturellement dans l'étude du toucher, car si l'exécutant novice
étend la main librement, en tenant le pouce allongé, il lui
est impossible d'effectuer, avec une flexion intense des deux
dernières phalanges des autres doigts, le tracé circulaire
du toucher, qu'il veuille le faire successivement ou simultanément. Au contraire, dès que la phalangette du pouce
sera repliée, les dernières phalanges des autres doigts

---

1. Ch. Féré, *la Pathologie des Émotions.*

fonctionneront aisément, comme par un ressort acquis spontanément.

La condition la plus indispensable et aussi la plus difficile à réaliser dans l'étude du toucher, consiste précisément dans l'état de flexion de la dernière phalange du pouce, sans laquelle l'effort pour augmenter la flexion des dernières phalanges des autres doigts, resterait stérile.

Sous sa première forme, l'action motrice du toucher consiste, *pour l'étude*, à appuyer, au moment de l'attaque, presque toute la phalangette sur la touche (voir fig. 1).

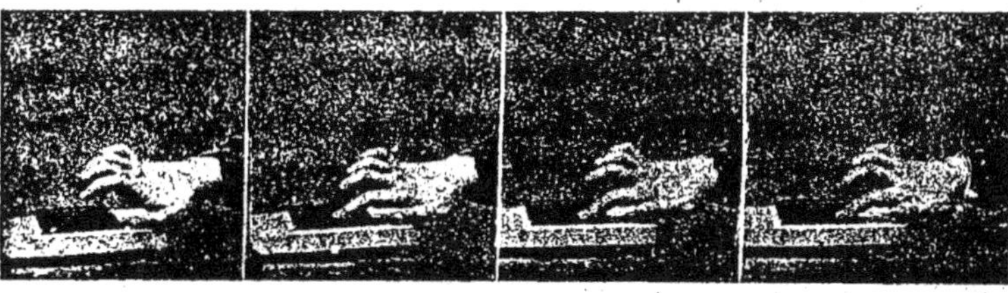

Fig. 1. — (G. Demeny.)

L'étendue du contact s'amoindrit graduellement pendant le glissé qui se prolonge jusqu'au moment où le plus petit contact sensible se réalise sur l'extrémité du doigt, presque sur l'ongle (voir fig. 2).

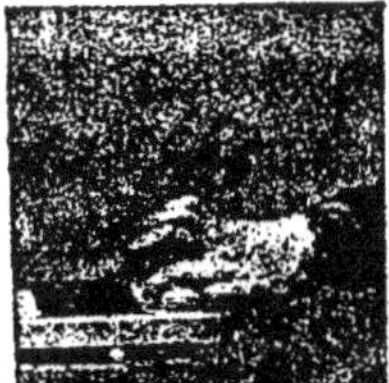

Fig. 2.

Au point de vue des rapports entre l'étendue du contact et le volume de la sonorité, chaque attaque réalise une diminution de la sonorité du maximum au minimum.

Sous sa seconde forme, l'étude du Toucher se fait par l'inversion de cette ligne. C'est-à-dire : l'attaque commencée sur l'extrémité du bout du doigt se termine, à l'aide d'un refoulement du doigt, avec le contact de la phalangette tout entière.

Pourquoi l'emploi de deux touchers différents?

Chaque toucher a son caractère propre. La sonorité obtenue par la flexion des phalanges est plus veloutée, plus ample, plus ronde; le toucher réalisé par l'extension des phalanges est plus précis dans l'émission du son, plus rapide dans l'arrêt.

L'interversion des deux touchers a une importance spéciale. Elle consiste à relier par des rapports subtils la diversification des sonorités dans les nuances de tous genres. L'application si aisée de l'interversion des deux touchers ferait supposer qu'il y a une analogie entre ce phénomène mécanique et le phénomène visuel de l'interversion des mouvements. Comme chacun a pu l'observer, si « après avoir considéré longtemps une surface en mouvement, comme une nappe d'eau coulant avec rapidité, l'on porte les yeux sur un objet immobile, une illusion constante nous le fait voir animé d'un mouvement qui l'entraîne en sens inverse du courant [1] ». Cette même tendance se manifeste dans l'emploi des deux touchers. Dès qu'on s'est assimilé la faculté de les mélanger, l'effort ne se porte que sur celui dont le rôle est prédominant; les attaques inverses semblent s'agencer par l'utilisation des mouvements réflexes. De là une grande facilité introduite dans le mécanisme des doigts par l'art d'intervertir les mouvements.

Non seulement le mélange des touchers, mais les incli-

1. Leuret et Gratiolet, *Anatomie comparée du système nerveux.*

naisons des doigts prennent une aptitude esthétique particulière. Si les mélanges des touchers facilitent le mécanisme par l'emploi des mouvements réflexes, certaines
inclinaisons des doigts offrent une facilité non moins ration-
nelle, parce qu'elles sont basées sur les tendances physio-

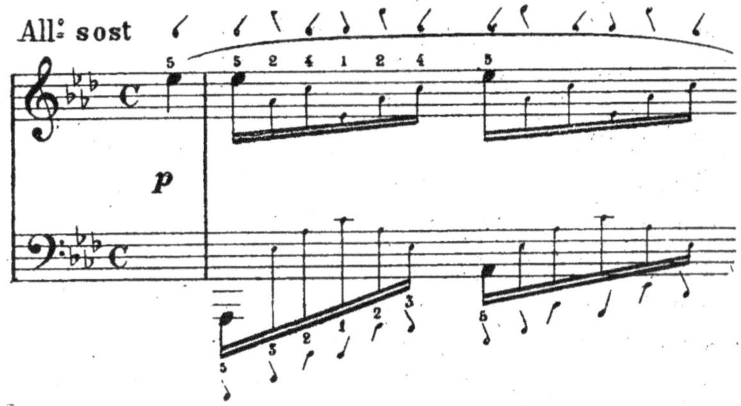

Fig. 3.

logiques de la main : sur les mouvements concentriques
des doigts.

La diversification des touchers et des inclinaisons pourrait s'établir, pour l'*Étude* en la bémol de Chopin, de la
façon suivante (voir fig. 3).

Nécessairement cette relativité des mouvements exige
chez l'exécutant une conscience déjà très développée. Au
début de l'étude le groupement des notes ne peut être
communiqué que sous sa forme la plus simple, qui consiste

à apprendre à l'élève à effectuer un glissement de main allant du fond vers le bord des touches, pendant qu'il joue plusieurs notes successives. Par ce procédé, le principe de l'enchaînement des notes, le germe de la phrase musicale, est matériellement constitué et suffisamment développé pour que le cerveau reçoive l'impulsion du mécanisme de la pensée musicale et fonctionne, sous cette impulsion, au même degré que si l'excitation était produite sous l'action directe du sentiment musical de l'exécutant.

L'Accélérateur du toucher [1], qui permet de perfectionner la vitesse de l'attaque du doigt, sera aussi d'un grand secours pour l'étude du toucher. L'entraînement du mouvement glissé qu'il communique au doigt par sa rotation, réagit contre l'indolence chronique des fonctions organiques.

La vitesse étant le facteur principal du mouvement expressif, aucune aide ne devra être négligée en vue de son développement. Le principe de transformation sera réalisé à un degré quelconque par cette suractivité fonctionnelle, si intimement liée au perfectionnement du commandement cérébral.

Le sens auditif. — Le développement des perceptions auditives peut être artificiellement provoqué par la complexité de l'art du toucher.

Selon la définition de Bain, « il ne peut y avoir de connaissance sans le sentiment de la différence, et plus ce

1. Voir chap. ix.

sentiment est développé, plus est grande la portée de notre intelligence », c'est-à-dire plus nous pourrons aussi arriver à généraliser cette supériorité acquise, en percevant les mêmes différences à travers la parenté qui relie nos sens principaux.

Donc, si non seulement certaines personnes ne discernent pas les rapports harmonieux ou discordants des notes différentes, mais n'arrivent pas à discerner même les intervalles différents, l'étude du piano, où la diversification des notes existe de fait par la diversification des touches, où l'intervalle de la tierce, par exemple, peut être calculé pratiquement par les touches intermédiaires qu'elle exige, devrait faciliter les perceptions auditives; leur diversité pouvant être à la fois *vue*, en regardant sur les touches, et *sentie* par le toucher au moment de l'attaque. Néanmoins, bien souvent l'étude du piano ne développe ni l'ouïe, ni le sentiment musical; mais ce fait ne prouve qu'une chose : on s'y prend mal.

« La conscience n'est possible que par le changement; le changement n'est possible que par le mouvement [1]. » Si cette théorie est mise en action, on arrivera, par les changements des mouvements des doigts, à produire les changements de perception des sons sur l'ouïe la plus obtuse, la plus déformée même.

Mais il ne s'agit plus d'obtenir ce résultat simplement par l'attouchement des touches différentes du clavier : c'est par les attouchements infiniment différenciés de la même touche qu'il devra être obtenu.

1. Bain, *L'Esprit et le Corps*.

On devra donc, avant de s'attacher à discerner la quantité des vibrations, c'est-à-dire la différence des sons, s'attacher à discerner les différences de l'ampleur des vibrations de chaque son. Ce discernement, acquis sur les changements minimes de l'amplitude des vibrations, pourra être reporté sur les changements des nombres des vibrations. Cette transmission se fera fatalement, car ce perfectionnement des perceptions une fois acquis, il s'étendra sur les autres genres de perception.

Pourquoi peut-on plus aisément affiner les perceptions par les changements d'amplitude des vibrations?

Nous avons vu, précisément, qu'au clavier le changement de notes réside dans un unique changement : celui de la touche. La différence des intervalles des sons s'établit par le fait que les touches seront d'autant plus rapprochées ou plus éloignées que les notes jouées seront plus basses ou plus hautes les unes par rapport anx autres.

Voilà donc le seul état de conscience créé pour agir sur les perceptions auditives, auxquelles il s'agit de communiquer le développement considérable d'un fonctionnement artistique. C'est peu! On rendra les fonctions organiques plus complexes si, au lieu de prendre ces changements sommaires de touches et d'intervalles du nombre de touches comme développement des perceptions, on s'applique à jouer de maintes façons différéntes une même touche, car on aura aussitôt maints états différents de conscience, qui permettent de diversifier les perceptions auditives de chaque son.

Par ces procédés, on oblige le sens auditif le plus obtus à percevoir la différence des sons et la différence des intervalles des sons; c'est le cas de renverser le dicton et de dire : « Qui peut le moins, peut le plus. » Pour réaliser ce *plus*, il importe donc d'assouplir le toucher du pianiste de façon à ce que les attouchements différents d'une même touche produisent une gamme de sensations qui suscitent des perceptions corrélatives. Il faut dire qu'au début de l'étude, ces perceptions ne se produisent pas comme un ricochet inévitable. Elles restent longtemps sans éveiller d'écho dans le sens auditif, car le perfectionnement de la différence du mouvement précède de longtemps le perfectionnement des perceptions. Évidemment, les mouvements qui n'excitent pas les perceptions au degré voulu sont encore insuffisants eux-mêmes. Peut-être pourrait-on appliquer à ces mouvements la comparaison de la machine à vapeur, dans laquelle tout le calorique ne peut se transformer en travail, parce qu'il ne s'en produit pas sans l'accumulation d'une certaine quantité nécessaire à sa production.

Si par le fait de jouer des notes différentes sur le clavier, les perceptions de la différence des sons ne se perfectionnent que faiblement lorsque l'ouïe est peu active, par contre la beauté du timbre d'un son exerce une action presque magique sur le développement des perceptions. L'harmonie du timbre est une attraction toute-puissante, un phénomène complexe qui inspire l'éloignement pour les perceptions auxquelles cette complexité n'est pas inhérente : c'est le caractère des harmoniques qui agit sur l'ouïe et transforme les inconsciences de l'exécutant en besoins esthétiques. L'influence exercée est si vivante, si intense, que, pénétré du fait, on se dit : subir le charme du timbre des sons tirés du clavier en jouant, c'est devenir musicien.

Oui, avant de pouvoir sentir la beauté de l'art musical proprement dit, c'est à la beauté du son lui-même que l'exécutant doit devenir accessible.

Mme Talma raconte dans ses Mémoires qu'il lui arrivait d'être si émue en représentant le rôle d'Andromaque, qu'elle versait de vraies larmes sur la scène. Aux personnes qui attribuaient ces pleurs à l'intensité avec laquelle elle faisait revivre en elle les douleurs éprouvées par Andromaque, elle répondait : « Pas le moins du monde ; ce qui me touchait, c'était l'expression que ma voix donnait aux douleurs d'Andromaque, non pas ces douleurs elles-mêmes. Ce frisson nerveux qui parcourait tout mon corps était la secousse électrique produite sur mes nerfs par mes propres accents. J'étais à la fois actrice et auditrice. Je me magnétisais moi-même. »

Ainsi l'exécutant, avant de sentir ou de comprendre la beauté d'une œuvre musicale, sera ému par les sons vibrants qu'il tirera du clavier. Les sensations de l'ouïe s'éveillent tout naturellement par la beauté du timbre de la sonorité ; l'ouïe, par le fait d'être apte à saisir l'harmonie inhérente à un son isolé, est déjà artistiquement développée. C'est surtout ce premier échelon qu'il importe d'atteindre. C'est la première impulsion à communiquer à un mécanisme auquel le ressort vital faisait défaut ; de cette impulsion naîtra le sentiment du charme qui réside dans les successions de notes, l'attrait exercé sur l'esprit par la mélodie.

Lorsque les doigts, au lieu de produire de beaux sons successifs, pourront produire un nombre de sons simultanés constituant des accords, dont la résonance bien pondérée délimitera la quantité de sonorité de chaque note avec des proportions justes, alors un nouvel élément s'ajoutera aux perceptions acquises. Aux phénomènes complexes de l'harmonie inhérente au son isolé et aux successions des notes formant la mélodie, se joindra le phénomène plus complexe de l'harmonie des sons combinés.

Toutes ces assimilations de perceptions auditives se feront par une attraction qui s'impose. L'exécutant est pris dans l'engrenage d'un mécanisme fonctionnel complexe, dont les conséquences fatales se répercutent sur ses sens et son cerveau.

L'émotion naît ainsi. Involontairement, on devient sensible, on devient musicien, car à travers les perceptions sans cesse renouvelées, la sphère de la vie musicale s'élargira graduellement. Dès que nous tirons une belle sonorité de l'instrument, un lien unit notre propre organisme à l'instrument et, par lui, à la musique.

La conscience de sa force expressive se complète par cette révélation de la fusion indissoluble de la mélodie et de l'harmonie. Ces deux impulsions initiales représentent bien, dans leurs ondulations créatrices, cette force de vie où la souvenance du passé et la prescience du devenir réalisent le charme, l'attraction suprême de cette puissance insondable : *Être*!

Voici comment la science peut servir l'artiste qui, sans elle, est livré, au point de vue de la propagation de l'art, à une ignorance des causes qui ne lui permet jamais de prévoir le résultat final d'une éducation entreprise.

La physiologie expérimentale observe l'organisme humain pour le réduire à deux états différents : la *force* et la *faiblesse*.

A travers ces deux termes précis l'artiste peut, par son adaptation à l'art, lui communiquer la *beauté*, c'est-à-dire la dépense harmonieuse de sa force.

CHAPITRE IV

L'ÉTUDE

Les lois physiologiques condamnent toute étude trop prolongée; les lois de l'esthétique musicale la condamnent de même.

Les moyens empiriques d'apprendre, par l'accumulation des heures d'étude, la musique, nous ont souvent paru avoir de l'analogie avec ceux employés par les Aissaouas qui, dans un but d'exaltation mystique, cherchent à atteindre l'insensibilité physique en s'excitant par un branlement continu de la tête qui les rend de plus en plus inconscients des mouvements qu'ils font.

Un travail qui développe l'inconscience des mouvements ne peut avoir qu'un rapport négatif avec l'étude de l'art; c'est l'intoxication produite par des fonctions organiques réalisées au détriment de l'activité cérébrale.

Pour l'enseignement de la musique, la fonction organique a la propriété des toxiques; elle est médicamenteuse à faible dose; à forte dose elle est destructive.

On voit dans tout développement graduel de l'organisme la manifestation des fonctions supérieures suivre celle des fonctions inférieures.

Dans l'art de l'exécution, quelle est la fonction supérieure? C'est la pensée créatrice de l'interprétation ; donc c'est elle qui doit se manifester en dernier lieu. C'est-à-dire, dans le mécanisme artistique, il faut d'abord savoir *comment agir*, ensuite *apprendre à agir*, et finalement *penser*, ce qui équivaut à dire que l'action des doigts doit être formée *en prévision de la pensée qu'elle devra faire naître*, comme notre propre organisme a préexisté à nos fonctions intellectuelles qui sont indissolublement unies à lui.

C'est parce que nous avons un corps humain que nous avons des sentiments humains ; par une conséquence aussi logique le caractère initial du mécanisme de l'exécutant déterminera le caractère de sa pensée musicale. Affinant les premiers principes du mécanisme, on crée de fait une pensée musicale supérieure. L'exécutant lira réellement cette pensée musicale supérieure à travers les mouvements de ses doigts, dès que les impotences fonctionnelles de son organisme auront fait place à des fonctions perfectionnées en vue du but artistique poursuivi.

Si, comme les résultats obtenus par l'étude du toucher le prouvent, le mouvement est le facteur le plus immédiat, le plus intime de la pensée, comment peut-il être profané par l'automatisme et l'inconscience?

L'enseignement de la musique par l'étude du piano doit reproduire le phénomène de l'induction psychomotrice [1], c'est-à-dire : l'étude du mouvement doit atteindre un développement qui permet de reconnaître que la communication de la pensée musicale n'est qu'une communication de mouvements.

Il ne s'agit donc nullement de communiquer aux doigts une expression musicale factice, mais de transmettre au cerveau le mécanisme de l'esthétique musicale à travers certaines sensations tactiles et certaines perceptions auditives produites par l'exécution.

A travers ces mouvements, l'esthétique conçue sera identiquement la même pour tous, aussi bien que chacun de nous voit le même soleil luire. Mais elle sera individuelle parce que cette conception s'établira sur des sensations et des perceptions qui non seulement ne pourront jamais être identiques, mais varieront à l'infini selon l'individualité qui les produit, voire même selon le moment auquel chaque individualité la produira. Plus cette variabilité s'attachera à des différences *minimes*, plus l'adaptation des mouvements sera artistique.

L'enseignement de l'art consiste à tort dans des généralisations empiriques, dans la diffusion de progrès surajoutés les uns aux autres, dans des qualités acquises isolément, auxquelles on attribue successivement des propriétés supérieures. A vrai dire, ces propriétés supérieures sont imaginaires, car le même défaut est inhérent à chacune de ces qualités, depuis la première jusqu'à la dernière : le défaut d'être rassemblées une à une, au lieu de dériver de la première existante, dont elles doivent toutes éclore.

1. Ch. Féré, *Sensation et Mouvement.*

« Des généralisations empiriques des dogmes isolés n'ont ni la netteté ni l'autorité qu'elles auraient si elles sortaient toutes de quelque principe premier et simple[1]. »

Ce principe de la-genèse reste le même, bien qu'il s'agisse de création artistique; *le même plan* se retrouve dans la vie générale du globe, dans la vie individuelle et dans la vie de l'art.

Nous avons dit que les fonctions supérieures sont les dernières à s'établir, mais que dans la formation d'un organisme, les organes préexistent à leur fonction. Pour cette raison, entre un jeune moineau et un jeune rossignol dont aucun ne chante, il y a déjà une différence essentielle, qui fera que le moineau aura beau grandir, il ne chantera pas. Il en est de même dans la formation d'un mécanisme artistique; le principe esthétique doit préexister dans les mouvements de l'exécutant afin que sa conscience musicale s'éveille et fonctionne. Dans l'étude du piano, ce principe consiste pour chacun dans la possibilité de transformer volontairement le maximum d'effort intérieur en un minimum de mouvement visible; ce problème est si hautement artistique, qu'il se poursuit de la première heure d'étude jusqu'à l'éducation complète de l'artiste. Il se poursuit même dans l'étude de l'artiste, sans que celui-ci sente jamais la transformation suprême définitivement atteinte.

Ainsi pour échanger le mécanisme moteur humain en un mécanisme musicien, une modification capitale doit être introduite avant tout dans la fonction motrice; sans cet acte transformateur, on s'expose à imiter la musique, son

1. Spencer, *Essais sur le progrès.*

existence durant, avec un effort aussi impuissant, que serait celui du moineau voulant chanter comme un rossignol.

N'est-ce pas un progrès pour ceux qui poursuivent l'étude musicale de pouvoir lui appliquer les notions précises que le physiologiste applique à l'organisme humain lorsqu'il dit : « Il n'existe pas de maladie psychologique, toutes les maladies mentales et tous les troubles de la sensibilité sont sous la dépendance de troubles organiques [1]. » Oui, l'exécutant peut, avec le même droit, affirmer que la perversion de l'esthétique, toutes les erreurs de la pensée musicale, tous les troubles de la sensibilité sont sous la dépendance d'erreurs motrices.

Ce n'est pas sans dessein que nous parlons ici de maladie mentale, et de troubles de la sensibilité. L'étude du piano, telle qu'elle est généralement pratiquée, pervertit le sentiment musical, et c'est précisément ce fait qui est douloureux pour l'artiste ; soit qu'il ait lui-même à lutter contre cette perversion qu'il s'est fatalement assimilée, soit qu'il la constate autour de lui, comme dans un champ où l'ivraie pousse parce qu'elle a été semée.

Les turpitudes du désordre social semblent revivre dans les doigts qui tourmentent à l'excès le clavier ; tous les défauts inhérents à l'humanité leur sont inconsciemment transmis. Même si l'on suit un bon enseignement, des tours de force d'ineptie sont accomplis pour peu que l'on se mette avec acharnement à l'étude. A vrai dire, aucun système d'étude, nous n'en exceptons pas l'étude du toucher,

1. Ch. Féré, *la Pathologie des Émotions.*

ne peut prospérer avec l'abus du travail, car la fatigue et l'épuisement qu'il produit sont *les conditions physiologiques de l'automatisme*, qui lui-même est l'intoxication destructive de la pensée musicale. Par une heure et demie ou deux heures d'étude journalière du toucher, on peut former le mécanisme pianistique au point d'arriver à jouer avec correction les œuvres les plus compliquées; le maximum d'étude fixée à trois heures par jour ne serait utilement employé qu'en fragmentant l'étude par tiers ou par moitié, afin d'éviter la stérilité de l'effort trop prolongé.

Il faut bien le dire : par les procédés usuels, l'abus du travail est en quelque sorte fatal, à cause de la lenteur des progrès. C'est précisément un des avantages les plus remarquables de l'étude du toucher de rallier la réduction des heures de travail à une rapidité de progrès que nul système d'étude n'a pu atteindre même approximativement. La sensation du développement progressif du mécanisme est si vive que l'exécutant se sent en transformation constante ; d'un jour à l'autre son jeu se modifie, s'améliore sensiblement. Ces changements si rapides, si ininterrompus sont un ardent stimulant pour l'effort à réaliser par l'étude.

Spencer dit : « Il y a une âme de vérité dans les choses fausses » ; cette remarque s'applique avec justesse à ceux qui prolongent outre mesure la durée de l'étude, car ils sont dans la vérité par l'effort tenté, mais ils ignorent que l'attention n'augmente pas à mesure qu'on augmente sa durée. Elle atteint son apogée après un certain énervement des muscles, pendant lequel l'action musculaire est en croissance; mais la fatigue physique se déclare fatalement,

quand la dépense d'efforts est continuée au delà d'une certaine limite, et l'attention décline à mesure que la fatigue
physique augmente.

Pour s'instruire à ce sujet, les jeunes pianistes devraient
essayer leur capacité d'attention en mesurant la vitesse des
réactions de leurs doigts sur un appareil enregistreur. Ils
constateront inévitablement qu'après une certaine prolongation des exercices, la fatigue se produit à notre insu. Nous
en avons si peu conscience que c'est précisément quand
nous considérons notre mouvement le plus en rapport avec
notre volonté que les réactions sont allongées. Comme, dans
l'étude du piano, il importe avant tout d'amoindrir le retard
entre le commandement cérébral et l'action du doigt, on
devra nécessairement cesser de travailler dès que les réactions s'allongent afin d'éviter de contracter les défauts qui
résultent de ces mauvaises conditions d'étude. L'apprentis-
sage fonctionne dès lors dans le sens négatif, créant un
danger dont on ignore la portée ; c'est à ce moment que les
symptômes de l'empoisonnement de l'intelligence par le
travail mécanique apparaissent. Mal affreux, dont les effets
sont à notre époque particulièrement funestes au développement musical. C'est un stigmate d'impuissance qui entache
nos efforts et les rend pour ainsi dire répréhensibles, malgré
l'aspiration qu'ils peuvent contenir.

Aussi, devant l'envahissement grandissant des impuissants, bien des artistes ne voient qu'un seul moyen d'atténuer le mal : réduire le nombre de ceux qui font de
la musique ; mais ce moyen, en admettant qu'il puisse
être appliqué pratiquement, atténuerait du même coup
l'augmentation de la propagation de l'art. C'est donc

échanger un mal contre un autre mal. L'art doit se propager, mais les aberrations de l'intelligence musicale,
communiquées par l'étude, doivent être combattues et
vaincues.

Leibnitz dit : « La pensée est le miroir de l'univers. »
Au même titre la pensée de celui qui fait de la musique
est le miroir de l'art; mais notre organisme n'est pas naturellement affiné de façon à ce que les plus doués même
puissent jouir de cette pensée comme d'une supériorité innée.
Le travail de l'assimilation doit se faire. Malheureusement
notre incapacité augmente souvent aussitôt que nous voulons employer notre excitabilité fonctionnelle pour communiquer à l'étude plus d'énergie et de volonté. Dès que
nous voulons continuer l'œuvre de la nature et développer
les germes dont elle nous munit, nous constatons que
nous employons improprement notre énergie et notre
volonté.

*Nous sommes des organismes dont le pouvoir moteur
dépasse de beaucoup l'adaptation que nous savons lui
communiquer.* Si l'on pouvait accumuler tous les efforts
dépensés sans profit et les rendre utiles, quel aspect différent l'humanité nous offrirait? L'étude d'art est précisément apte à nous faire voir le néant des efforts inintelligents; en elle, on voit avec une effrayante logique que
certaines erreurs naissent avec la lutte pour le progrès.
Afin de supprimer cette fatalité dans l'étude musicale, il ne
faudrait pas des êtres humains plus doués, il suffirait de
les rendre propres à *perfectionner les aptitudes qu'ils ont
en vue d'une seule*, celle de la représentation mentale des
sons.

4

On ne peut avoir quelque notion de l'exécution musicale sans sentir dans une certaine mesure l'insuffisance de nos représentations mentales des sons; néanmoins on ne laisse pas à cette faculté souvent si faiblement ébauchée par la nature, le temps nécessaire pour se former, parce qu'on ne se représente pas cette faculté intellectuelle comme dépendante d'un perfectionnement fonctionnel. En réalité, un jeu qui n'est pas expressif ne développe pas la pensée musicale.

Celui qui veut transmettre l'expression du langage musical sans savoir penser les notes se croit obligé d'étudier les nuances d'une œuvre musicale comme une qualité surajoutée, tandis que l'expression doit dériver des mouvements par lesquels l'étude est faite. A chaque degré de perfection de mouvement correspond tout naturellement un degré de perfection d'expression, auquel rien ne peut être modifié sans qu'aussitôt toutes les relations rationnellement établies ne soient détruites. Car on entre dès lors dans ces compromis par lesquels les uns, après avoir appris à couvrir leur conscience de lignes disparates, à force de dépense d'efforts impuissants, deviennent contents d'eux. Comme des sauvages qui sont tatoués, ils sont fiers de s'être dénaturés. Ils iront propager leurs erreurs avec une ferveur digne d'un meilleur but. Pour d'autres, l'infériorité du *savoir* sur le *non-savoir* apparaîtra d'une façon si évidente qu'ils voudront oublier ce qu'ils ont appris pour recommencer à apprendre, ou aussi pour ne pas recommencer! A d'autres encore le scintillement de visions passagères fait entrevoir une délivrance future, et ils continuent la lutte avec une prescience de la possibilité du salut par l'étude, quoiqu'elle ne les favorise que par l'état d'aspiration qu'elle entretient chez eux.

Voyons d'abord le caractère spécial de ces luttes impuissantes.

Les exécutants qui se sont constitué une conscience factice, confondent l'image des représentations mentales des sons, conçues à travers les mouvements des doigts, avec l'expression surajoutée aux mouvements inconscients des doigts. Ils reproduisent dans leur jeu, le principe faux du dualisme du corps et de l'âme, car ils croient pouvoir ajouter le sentiment au mouvement.

Il suffit de connaître la signification expressive des mouvements pour constater, en regardant jouer ces exécutants, que leur ambition consiste à exprimer autre chose que ce que leurs doigts transmettent au clavier. C'est-à-dire quand ils voudront tirer une sonorité ample des touches, on constate que leurs doigts sont à ce moment dans une disposition physique qui leur rend impossible cet acte commandé. — Quand ils voudront avoir un son pénétrant, mais faible, on verra encore leurs doigts dans les dispositions contraires à cet ordre. — Quand ils voudront produire une gradation dans les sons successifs d'une mélodie, on verra leurs doigts s'égarer dans des contours qui s'opposent à une homogénéité d'expression de ces notes différentes.

Cette discordance se produit logiquement dans toute la gamme des perceptions qu'ils désirent évoquer à travers les touches du clavier. Tout est faussé, tout est stérilisé, tout est vain !

La même énigme s'attache à tous ceux qui luttent inu-

tilement pour le progrès; elle réapparaît sous des caractères différents.

Les exécutants qui sont assez perspicaces pour constater
eux-mêmes la lutte inextricable dans laquelle leurs efforts
se dépensent vainement, sentent nettement que leurs aspi-
rations esthétiques et leurs doigts sont ennemis et se con-
tredisent. Ils tentent de fusionner ces deux éléments sans
discerner le mécanisme secret de la fusion. Cette fusion
reste un problème qu'ils ne peuvent résoudre et la lutte
entreprise leur semble puérile. Ils n'ont plus l'inconscience
qui leur permet de jouir de cet art factice qu'ils ont acquis,
et en veulent à leur savoir qui leur paraît inférieur au
non-savoir, puisqu'il les a rendus conscients pour leur
prouver qu'ils sont impuissants.

Quant à ceux qui ont la prescience d'une délivrance possible, ils ont une demi-conscience de leur impuissance, et
une demi-conscience de leur puissance. A tour de rôle ces
deux moitiés d'eux-mêmes les désespèrent et les encou-
ragent. Il n'y a pas chez eux de sombre défaite qui ne soit
compensée par quelque lumineuse vision qui la contre-
dise. Ainsi, comme un fragile mais pourtant insubmersible
esquif, ils affrontent à coups de rames vigoureux la tour-
mente qui gronde, car ils savent qu'elle passe et que la
vision harmonieuse reparaît. Leur propre vie passe entre
ces apparitions et ces disparitions sans qu'heureusement
ces évolutions contraires évoquent en eux une lassitude
suprême.

La lumière serait depuis longtemps faite sur ce sujet troublant, si chaque grand artiste ne résolvait pas le problème

souverain de la fusion du mouvement et de l'expression idéale transmise sans savoir comment il opère lui-même. Funeste inconscience qui le rend impuissant à se survivre dans autrui. Il emporte son secret, et son œuvre est close. L'énigme subsiste, les regards continuent à s'attacher sur elle. Les résolutions trouvées par quelques-uns sont d'inexplicables phénomènes, car malgré ces maintes identifications de la pensée et du mouvement réalisées nous continuons à refléter dans toute production artistique une image peu conforme à celle entrevue dans notre imagination. Quelle est cette erreur? Cherchons à la connaître pour la combattre.

Comment est construit un miroir? L'image est visible à la surface extérieure, mais la propriété réfléchissante, le mercure, réside intérieurement. Les tout petits enfants, les jeunes chiens ou les chats touchent souvent la glace croyant saisir ce qu'ils voient. Dans l'étude de l'exécution musicale, on commet une erreur analogue si l'on ne reconnaît pas que l'image réelle, l'œuvre interprétée, doit être réfléchie par la conscience de l'exécutant. La conscience, comme le mercure, réside intérieurement, elle fonctionne en réfléchissant le caractère esthétique des mouvements par lesquels l'exécution est transmise.

Donc l'auteur, dans l'écriture musicale, note les mouvements à faire, l'exécutant les transmet, et c'est à travers le caractère propre de cette transmission que sa conscience réfléchira l'œuvre exécutée. Sortir de là, c'est embrouiller la question sans arriver à la résoudre.

On aura beau faire, l'œuvre musicale, l'image réelle, aussi idéale qu'elle soit, a été conçue par une pensée

humaine, c'est-à-dire par un mécanisme dont le perfectionnement sera en équivalence avec celui de l'œuvre produite.
Il en est de même de l'exécution; cette faculté de réévoquer
l'image résulte de la fonction motrice de l'exécutant qui ne
sera transformée que sommairement aussi longtemps que
les contours de l'image apparaissent seuls. Chaque perfectionnement fonctionnel ajoutera à cette vague vision un
trait distinct en plus. Les mouvements plus perfectionnés
évoqueront naturellement plus de sensations, plus de perceptions : ce sont elles qui constitueront la propriété réflec-
tive de la conscience, qui, sous l'influence directe des mouvements plus artistiques, reproduira l'image de plus en
plus fidèlement en la réfléchissant avec des détails toujours
plus nombreux. Par les mouvements les mieux formés en
prévision des pensées qu'ils devront faire naître, on atteindra
la pénétration absolue du problème esthétique, cette revivis-
cence de l'image, cette éternelle jeunesse de l'art à laquelle
l'évocation de l'émotion s'ajoute comme une irradiation des
formes.

C'est sans doute le mouvement qui occupe le moins
d'étendue dans l'ensemble de la musculature qui exercera,
s'il est réalisé avec une suprême rapidité, la plus grande
influence sur le caractère spécial du développement musculaire. Cette observation paraît juste, surtout lorsqu'elle
s'applique, comme dans l'étude du piano, aux fléchisseurs
des doigts; mais ce résultat ne pourra être atteint que si
l'état physiologique de l'organisme entier est transformé.
Dans l'enseignement usuel on dit bien à l'élève de ne pas
faire de mouvements inutiles, ni du corps, ni des doigts.

Mais cette recommandation est superficielle ; non seulement elle n'est suivie que dans une faible mesure pendant le travail de l'élève, mais elle est faite avec l'inconscience de sa portée véritable, car on ignore complètement qu'il ne suffit pas d'être pour l'étude visiblement tranquille, mais que *l'immobilité du corps doit être absolue*.

Ainsi, pour étudier les notes d'une œuvre musicale, il importe avant tout d'assurer, par des procédés spéciaux, l'immobilité du corps, l'immobilité du bras — à l'exclusion du mouvement horizontal indispensable au déplacement de la main sur le clavier, — l'immobilité de la main, et l'immobilité des doigts en dehors de leur fonction d'attaque. Un considérable effort doit être concentré sur cet état statique des muscles, en comparaison duquel l'état dynamique paraît bien peu considérable. En effet, les seuls mouvements qui doivent se produire consistent dans l'attaque instantanée faite par les fléchisseurs, soit pour enfoncer une touche isolément ou plusieurs touches simultanément. L'étude du morceau doit être faite non seulement très piano, mais extraordinairement lentement, afin d'espacer les attaques suffisamment pour qu'entre chacune d'elles l'état statique des muscles, vivement ressenti par l'exécutant, permette une nouvelle concentration d'énergie qui assure à chaque attaque le maximum de vitesse du mouvement. Cet éloignement des attaques est expérimentalement justifié par le fait suivant. « Dans les expériences pychophysiques sur l'appréciation de la durée des battements chronométriques, on remarque que le point où l'intervalle du temps apprécié est, en moyenne, égal à l'intervalle du temps réel et le reproduit fidèlement, est

autour de 0,72 de seconde ; or, c'est aussi la valeur moyenne de la durée nécessaire en général pour la reproduction par la mémoire ou représentation. Une vitesse de trois quarts de seconde environ est donc celle où les processus de reproduction et d'association s'accomplissent le plus facilement [1]. »
Voici pourquoi l'exécutant une fois arrivé à produire de bonnes attaques ne devra pas, pour la durée des intervalles, dépasser ce maximum de vitesse. C'est-à-dire, si dans le *Presto* d'une œuvre musicale les valeurs les plus rapides sont des doubles croches, la rapidité de chaque double croche doit être réduite pour l'étude à environ $= 72$ du métronome. Il en sera de même pour l'étude de n'importe quel morceau : ces proportions présentent des avantages dont on ne saurait se passer pour l'étude du toucher qui applique en somme à l'enseignement musical les procédés raisonnés de la physiologie expérimentale, par le degré de cohésion exigé entre le commandement cérébral et les mouvements des doigts. Ces procédés prennent une portée esthétique puisque les signes de l'écriture musicale, d'où émane le principe du commandement, expriment la pensée de l'artiste qui a créé l'œuvre. Obéir dans l'étude avec l'exactitude la plus absolue à ce commandement c'est acquérir des qualités artistiques réelles, c'est vaincre l'à peu près si fâcheux des exécutions musicales, sans parler des déviations chroniques et involontaires commises généralement par les exécutants au détriment des indications précises de l'écriture. Si l'on voulait réfléchir un instant au fait que, par rapport à l'exécution des notes, l'écriture

1. Guyau, *la Genèse de l'Idée de Temps.*

musicale ne commande que de simples mouvements des doigts respectifs, on ne s'étonnerait plus de ce que les procédés du toucher s'attachent au problème exclusif de l'action et de l'immobilité à communiquer aux doigts, afin qu'ils puissent transmettre aux touches, avec une perfection de plus en plus grande, les ordres de l'écriture.

Les savants comprendront aisément le problème de cette difficulté initiale. Pourquoi ceux qui veulent étudier le piano ne le comprendraient-ils pas, et n'envisageraient-ils pas le progrès artistique sous cette forme précise?

Il est vrai, on reprochera certainement à la méthode du Toucher un genre d'inexactitude, celui de ne pas faire tenir les touches aussi longtemps enfoncées pendant l'étude qu'elles doivent l'être réellement pendant l'exécution d'une œuvre. C'est en vue de grandir à la fois le rôle de l'immobilité et celui du *silence*. Voici pourquoi :

En ce qui concerne l'activité cérébrale exigée pour l'exécution musicale, notre organisme ressemble aux appareils photographiques très imparfaits qui exigent une longue pose du sujet qu'ils doivent reproduire. Ainsi, pour l'étude du piano, la gymnastique des doigts qui répond aux besoins de notre organisme devrait être qualifiée d'intellectuelle. L'isolement du mouvement d'attaque facilite l'obéissance immédiate et évoque nos sensations et perceptions musicales. L'immobilité les prolonge et détermine, pendant les silences, l'action cérébrale : la faculté de penser les notes.

Ainsi, pendant l'étude du toucher, chaque attaque rapide communiquera une impulsion à l'activité cérébrale de l'exécutant qui percevra la note jouée ; mais c'est seulement par l'état d'immobilité musculaire, pendant les silences qui séparent les attaques les unes des autres, que la représentation mentale d'une note jouée est dûment réalisée. La vitesse du mouvement détermine l'intensité de l'activité cérébrale, mais c'est l'action musculaire invisible de l'immobilité qui complète le mécanisme de l'action cérébrale d'où naît la pensée musicale de l'exécutant. C'est seulement pendant les silences que l'audition intérieure peut se manifester avec l'intensité voulue.

Cette réfraction s'établit avec une telle logique qu'il est de toute nécessité d'éliminer de l'étude du toucher, le travail fait par fragments, par passages. Ce procédé, généralement pratiqué, communique à l'action intellectuelle des brisures qui ne permettent jamais de rétablir, dans l'image pensée, l'unité parfaite de l'expression musicale.

Si nous parlons de la conscience de l'artiste comme se rapprochant dans son fonctionnement de l'appareil photographique, c'est que ce dernier, lorsqu'il fonctionne, agit de fait comme une conscience qui se forme par les sensations et les perceptions. Ce miroir de la pensée, où l'image réelle de l'univers peut se refléter comme celle de l'œuvre d'art, l'étude musicale peut donc le créer. Non seulement le plus faible réflecteur, c'est-à-dire l'exécutant le plus ignorant, peut accumuler graduellement une grande puissance réfléchissante par le perfectionnement de l'action musculaire de ses doigts ; mais l'exécutant dont la conscience est plus ou moins faussée, peut être libéré graduellement de l'image fausse, créée par l'automatisme, et retrouver cette correspondance de l'action et de la pensée, cette simple manifestation de l'art où le sentiment est acquis dans le mouvement.

Nous retrouvons donc dans la défectuosité de l'exécution les conséquences impitoyables du prétendu dualisme
existant entre le mécanisme et l'expression, entre le corps
et l'âme. L'exécutant qui n'a pas perfectionné la fonction
motrice initiale des attaques aura beau vouloir, par l'étude,
reproduire fidèlement chacun des traits de l'image expressive d'une œuvre musicale, il est impuissant à en réaliser
un seul; chaque effort produit un trait relâché, inexact,
faussé, caricatural.

Quant à l'image vraie : elle vient comme par enchante-
ment. L'exécutant dont la vitesse et la justesse des mouvements sont augmentées, accomplit des miracles de ressemblance, de fidélité dans l'interprétation d'une œuvre
musicale, car c'est à force de vouloir et de pouvoir être de
plus en plus précis, qu'il sera de plus en plus vivant et
expressif.

Rendre cette précision possible, c'est à cela que l'étude
doit se borner.

CHAPITRE V

LA MESURE ET LE TEMPO RUBATO

Le *tempo rubato* de l'exécution musicale est chez l'artiste un acte instinctif, c'est-à-dire un acte de raisonnement inconscient. Si on analyse le principe de son mécanisme, on retrouve dans le caractère esthétique du rythme ce lien intime de la beauté musicale et du raisonnement dont Helmholtz donne une définition si lucide lorsqu'il dit :

« Je me suis toujours senti attiré par la mystérieuse union des mathématiques et de la musique, par l'application de la science la plus abstraite et la plus logique à l'étude des sons, aux bases physiques et physiologiques de la musique, de tous les arts le plus immatériel, le plus vaporeux, le plus délicat, celui qui nous fait éprouver les sensations les plus incalculables et les plus indéfinissables. La base fondamentale est une espèce d'application des mathématiques dans les intervalles musicaux, dans la gamme, etc. ; les rapports des nombres entiers jouent un rôle important.

« Les mathématiques et la musique, les deux modes d'activité intellectuelle les plus opposés qu'on puisse imaginer, ont une liaison intime, se secourent mutuellement comme si elles devaient prouver la liaison mystérieuse qui apparaît dans toutes les manifestations de notre esprit et qui nous fait soupçonner jusque dans les œuvres du génie artistique, l'action cachée d'une intelligence qui raisonne [1]. »

C'est précisément parce que le rythme renferme des problèmes bien complexes que jusqu'à présent la question la moins précise semble être celle de la précision musicale ; mais c'est à tort que cette incompatibilité règne entre le sens du terme et le terme lui-même.

Ramenons d'abord la question à sa plus simple expression, c'est-à-dire : éliminons les exécutants qui savent aussi peu être précis pour produire le son que pour le détruire, parce qu'ils ne savent ni enfoncer rapidement une touche de clavier, ni enlever le doigt rapidement au moment d'arrêter le son.

« Le défaut d'activité motrice se traduit par un retard et un défaut d'énergie, aussi bien au départ qu'à l'arrêt... Ces deux effets de l'affaiblissement des muscles coïncident avec un défaut de précision ; la main la plus faible et la plus lente atteint moins précisément le but [2]. » On ignore malheureusement en général que la recherche de la précision est vaine aussi longtemps que les mouvements d'attaque des doigts conservent leur impotence innée. Quoi qu'ils fassent, l'impuissance fatale provenant du manque de

---

1. Helmholtz, *Causes physiologiques de l'harmonie musicale.*
2. Ch. Féré, *la Pathologie des Émotions.*

précision poursuivra les exécutants chez qui l'inconsciente lenteur des attaques constitue une fonction motrice artistiquement inféconde.

Toutes les représentations pratiques dont nous disposons pour concevoir l'agencement rythmique de la mesure, sont rudimentaires. Le signal d'indication du métronome est lui-même de trop longue durée, sans compter que tous les métronomes ne fonctionnent pas avec l'exactitude désirable. « Pour qu'un métronome soit bon, il faut :

« 1° Que le nombre 60 de son échelle soit isochrone avec la seconde de temps :

« 2° Que les divisions de l'échelle soient mathématiquement déterminées [1]. »

Le moyen le plus sûr de nous rendre approximativement compte de la finesse des perceptions sur laquelle l'instinct artistique du rythme doit être basé, c'est de nous renseigner, par une analyse physiologique, sur la finesse du mécanisme des organes de l'ouïe.

Ainsi, lorsque nous entendons trois notes : Ut, Mi, sol, dans le médium du clavier, notre oreille perçoit inconsciemment un nombre de vibrations qui s'élève au chiffre de 990 pour la durée de cette mesure à trois temps.

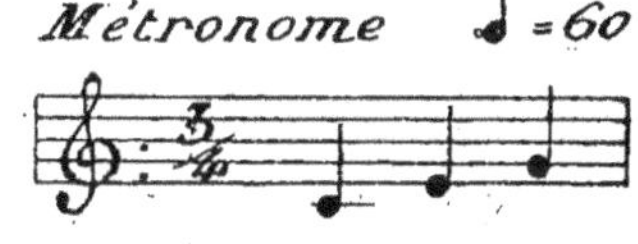

 ut = 264 vibrations
 mi = 330 »
 sol = 396 »

Si l'on joue les mêmes trois notes à l'octave aiguë, le

---

1. C. Saint-Saëns, *Problèmes et Mystères.*

chiffre des vibrations inconsciemment perçues par l'oreille
sera de 7920,

ut = 2112 vibrations
mi = 2640 »
sol = 3168 »

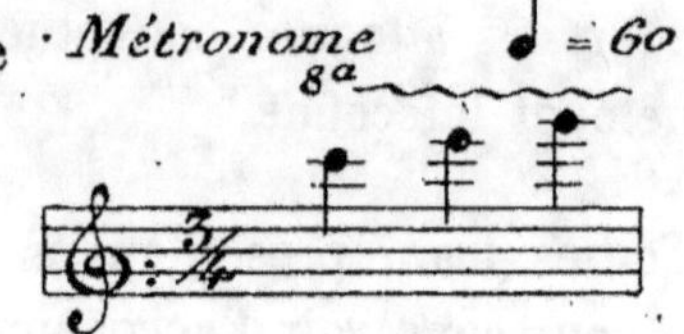

L'oreille peut percevoir très nettement la différence des
sons entre 40 et 4000 vibrations dans l'étendue de sept
octaves [1].

Le musicien est porté à supposer que l'instinct du
rythme doit avoir un rapport étroit avec ces merveilleuses
fonctions des organes de l'ouïe. Mais comment délimiter
ces rapports dont on ne voit pas le mécanisme?

Si, concernant ce problème esthétique et fonctionnel,
nous n'avons aucune notion précise, il est néanmoins
permis d'affirmer que pour celui dont le jeu est très
précis et rythmé, chaque temps de la mesure sera divisible en un très grand nombre de parties; pour celui dont
le jeu est moins précis, moins rythmé, chaque temps de
la mesure sera divisible en un moins grand nombre de
parties.

Aussitôt cette théorie du perfectionnement du rythme
posée, nous constatons qu'elle dépend du perfectionnement de la vitesse de l'attaque, ce qui revient à dire que
le rythme s'acquiert par la vitesse du toucher, et que son
développement se trouve subordonné à celui du sens
musculaire.

Dans toute œuvre musicale, la mesure sert à agencer

---

1. Helmholtz, *Théorie physiologique de la Musique.*

les notes successives; par elle, le temps est transformé en idée musicale. Sans elle, pas d'expression, pas d'images, pas de vie !

Dans l'exécution musicale, la mesure a trois caractères différents; on pourrait les comparer aux trois caractères différents par lesquels un visage humain se transforme totalement : la rigidité de la mort; l'animation normale du visage sous l'influence d'une émotion généreuse et noble; les contorsions du visage dans les cas pathologiques.

La rigidité de la mesure. — Admettons un instant l'hypothèse, que les différents temps de chaque mesure soient des fils blancs qui empêchent un léger tissu sur lequel l'image musicale est peinte, de se déformer. Supposons que si cette trame est absolument régulière, les fils grossissent et apparaissent davantage à la surface du tissu, si bien qu'on a la sensation de voir une image derrière un treillage de gros fils blancs qui la divise en autant de parties différentes qu'il y a de temps dans chaque mesure. Qu'on imagine un instant de poser cette trame sur un beau tableau, on verra ce qui restera de l'œuvre d'art. Il en est absolument de même pour l'interprétation des œuvres musicales.

Pourquoi la justesse absolue des temps de la mesure est-elle forcément inféconde?

Parce qu'elle est opposée aux lois mêmes de la mesure. Si une œuvre écrite en 9/8 peut être défigurée par le fait qu'on veut l'écrire en 3/8, c'est parce que trois mesures en 3/8 ne forment pas une seule en 9/8. Chaque mesure a ses tendances particulières, sa vie propre. Elle est un tout complet, dans lequel les ondes du mouvement subissent en principe une certaine dépression d'allure du commencement à la fin de chaque mesure.

Sans vouloir astreindre notre imagination à la conception de cette dépression d'allure ultra-subtile, nous pouvons arriver à nous la représenter par un autre moyen. Admettons un moment que l'instinct du rythme, étant inséparablement lié aux organes de l'ouïe, fonctionne comme eux par des perceptions inconscientes d'une finesse extrême que nous appellerons : ondes rythmiques. Cette supposition admise, si nous disons qu'une mesure à 3/4 ou 9/8 pourrait former la totalité de 3000 ondes rythmiques, nous discernons aussitôt, pour les déviations des différents temps de la mesure, des variabilités relatives infinies. En effet, au lieu de répartir la mesure en sommes égales de 1000 ondes pour chaque temps, on pourrait attribuer à son premier temps 980, à son second temps 1000, à son troisième temps 1020 ondes. Le premier deviendrait ainsi plus court que le second, le second plus court que le troisième, sans que la mesure soit modifiée dans sa somme totale.

Des modifications aussi fluides sont appréciables dans l'interprétation d'un morceau dont le mouvement métronomique serait de $\downarrow = 60$; elles constituent déjà la disparition de la rigidité anti-musicale.

Pourquoi la mesure ne peut-elle se passer de cette variabilité de chiffres? Elle ne peut s'en passer, parce qu'elle doit communiquer la sensation du renouveau à chacune de ses apparitions. Elle n'arriverait jamais à la communiquer sans ce *renouveau* qui existe de fait dans la déviation des nombres qui la composent.

On dira sans doute que l'accentuation est aussi une délimitation qui peut donner l'impression du renouveau si les trois différents temps de la mesure sont accentués avec une atténuation de sonorité. Ce procédé peut servir souvent, sans pouvoir pour cela être érigé en principe. Car utiliser l'accentuation à la délimitation de la mesure, c'est amoindrir ses ressources pour le relief des dessins mélodiques : c'est la brider et la morceler. L'appauvrissement de l'expression musicale même en résulte, sans rendre par ce moyen la régularité absolue des temps de la mesure moins anti-artistique.

Néammoins, cette exactitude anti-musicale a sa raison d'être et doit être inévitablement acquise par le musicien.

Comme le peintre doit pouvoir, s'il le veut, rendre fidèlement la rigidité de la mort sur un visage, le musicien doit pouvoir être mathématiquement exact, quoique le rythme musical le soit uniquement dans sa relativité. Cette vérité réside dans le fait, facile à admettre, que cette exactitude relative, greffée sur des combinaisons, exige une *précision bien supérieure* à l'exactitude absolue.

Donc, l'exactitude absolue doit être pour l'artiste le premier échelon de précision à acquérir, sans lequel il n'atteindra jamais la précision complexe.

L'exactitude servile est la seule base sur laquelle la conscience du rythme puisse se former; elle est le premier point de comparaison à laquelle le musicien puisse se fier; elle est le point fixe par lequel il peut juger des relativités sans s'égarer. L'exactitude absolue est en quelque sorte l'anatomie du rythme musical; celui qui est sincèrement artiste doit bien connaître cet état d'inertie de l'art, afin de bien connaître les plus faibles et par conséquent les plus importantes manifestations de la force vive de l'art.

L'élasticité esthétique du rythme. — On a provoqué, par la contraction artificielle des muscles de la face humaine, toute la gamme de l'expressivité du visage. A l'aide d'une augmentation graduelle de la quantité de contraction musculaire communiquée, on a modifié par des progressions ininterrompues, le caractère des expressions, depuis l'animation légère des traits jusqu'au paroxysme de la terreur et de la haine.

Le musicien peut reconnaître une étroite parenté entre la quantité de contraction musculaire, d'où résulte l'expression du visage, et la quantité d'élasticité du rythme, d'où résulte l'expression musicale.

On s'explique aisément à quel point ceux qui veulent exprimer un sentiment musical deviennent grimaçants s'ils ne savent pas diriger cette élasticité rythmique dans ses plus subtiles modifications.

Le sentiment intérieur qu'ils ont de la difficulté de l'expression est tel, qu'ils auront, par les moyens employés, généralement dépassé le but dont ils croient ne pas s'être suffisamment rapprochés; aux premières notes qu'ils joueront, ils auront déjà parcouru une gamme de modifications avec laquelle l'artiste traduirait l'expressivité d'une phrase entière.

Plus la notion du moyen utilisé disparaît devant l'émotion qu'il fait naître, plus l'artiste s'élève à des manifestations supérieures de l'art. Pour lui-même, la beauté suprême n'implique-t-elle pas forcément l'inconscience des moyens d'action? Mais cette inconscience, qui devient une manifestation suprême de l'intuition artistique au haut de l'échelle de l'expression, doit être repoussée échelon par échelon, parce que le savoir grandissant de l'artiste ne peut être acquis qu'au prix de diminuer cette inconscience. L'important est donc de reculer sans cesse le moment où cette inconscience intervient fatalement. L'exécutant y arrivera à mesure qu'il constatera davantage que l'expressivité de son jeu peut augmenter en raison de l'amoindrissement des moyens par lesquels il la transmet. C'est cette révélation qui le mettra sur la voie des progrès réellement féconds.

Nécessairement, toute beauté artistique ne se réduit pas, dans l'exécution, à ce minimum d'action ; mais il offre à l'artiste le secret de la véritable pénétration de son art. L'artiste devra fatalement, en effet, se rendre compte que même en déployant une grande énergie de mouvements, l'effort devra disparaître, c'est-à-dire l'expression réalisée devra faire disparaître la sensation des moyens comme cause de l'expression.

Depuis longtemps c'est un fait connu que « les deux grands départements du système nerveux, celui en qui s'opèrent les sensations et celui qui produit les images, sont antagonistes, en d'autres termes, que les sensations faiblissent à mesure que les images se fortifient, et réciproquement [1] ».

L'étude du toucher est précisément établie pour réagir contre l'antagonisme de ces deux grands départements du

1. Taine, *De l'intelligence.*

système nerveux. Sans doute les deux activités ne se combattront plus de même si, par l'étude, les sensations sont intentionnellement développées au profit de l'imagination artistique. Aussi longtemps que la réalisation de la complexité des mouvements expressifs sera une préoccupation réelle pour l'exécutant qui interprète une œuvre, le problème de la lutte des activités antagonistes sera soulevé. L'interprète aura d'autant moins d'expression qu'il sera plus préoccupé des moyens matériels qui lui servent à la produire. Seulement lorsque la difficulté de la diversification des mouvements expressifs aura entièrement disparu, l'exécutant pourra fondre ses sensations motrices tactiles et auditives avec le plein épanouissement de son imagination d'artiste, c'est-à-dire que loin d'atténuer l'élan de son imagination, ces sensations activeront ses coups d'ailes.

Parfois, il est vrai, la beauté est atteinte par des différences de mouvement si peu sensibles, ou si instantanément réalisées, que l'exécutant cherche vainement à se rendre compte comment il a agi. Une vague souvenance lui reste, mais il ne peut retrouver ni la forme précise, ni le caractère de la transmission du mouvement expressif.

On objectera sans doute : pourquoi s'assimiler des mouvements inhérents à l'expression, avec une telle acuité d'analyse, pour arriver ensuite à l'inconscience dans la fusion superlative des mouvements et de l'expression? C'est que, comme nous l'avons déjà dit, l'étude des mouvements expressifs reculera toujours le moment où cette fusion se manifestera à l'état inconscient, et lui communiquera par ce fait une valeur plus haute.

5.

Dans l'art, comme dans la science, on doit forcément rencontrer un phénomène devant lequel on s'arrête parce qu'il est irréductible; pour cette raison, la beauté, à mesure qu'elle se manifeste plus entièrement, c'est-à-dire par des changements plus insaisissables, nous paraît d'autant plus idéale, plus immuable. Si l'on voulait scruter ce problème, on arriverait presque à se dire : l'œuvre d'art la plus parfaite est celle qui paraît la plus calme; mais on voit aussitôt qu'elle paraît d'autant plus calme qu'elle est plus véritablement vivante.

Les contorsions du rythme. — Tout ce qui est faux se dénonce aisément; c'est que le faux est une difformité. Et dans aucun art les difformités ne sont plus impunément pratiquées que dans l'art musical; les unes seront provoquées par l'ignorance de l'exécutant, d'autres par l'exubérance de son tempérament, d'autres par l'envie de se distinguer par des excentricités qui néanmoins n'ont rien de commun avec la beauté artistique.

Darwin, dans les recherches qu'il a faites sur le caractère de l'expression du visage humain, dit : « J'avais espéré trouver un puissant secours chez les grands maîtres en peinture et en sculpture, qui sont des observateurs si attentifs. En conséquence, j'ai étudié les photographies et les gravures de beaucoup d'œuvres bien connues; mais sauf quelques exceptions, je n'y ai trouvé aucun profit.

« La raison en est sans doute que dans les œuvres d'art, la beauté est le but principal. Or la violente contraction des muscles est incompatible avec la beauté. L'idée de la composition est généralement traduite avec une vigueur et une

vérité merveilleuses, par des accessoires habilement dis-
posés [1]. »

Ce qui est vrai pour les peintres, est vrai pour les musiciens. Aussi est-on porté à se demander pourquoi l'expression musicale, ce visage de l'art, a cette flexibilité qui
permet à chacun de le défigurer, ou plutôt, pourquoi
chacun n'a pas l'intelligence de savoir dépenser sa propre
force de façon à communiquer l'animation harmonieuse à
ce visage, et non les contorsions?

Ceux qui sont simplement ignorants, sans penchant à
l'exagération, croiront tout naturellement, dès qu'ils s'appliquent à l'étude, que la beauté réside dans le superlatif.
Ils chercheront sincèrement à agir par des moyens de plus
en plus apparents : un *ritenuto* indiqué représentera pour
eux un véritable changement de mouvement; l'*accelerando*
leur apparaîtra comme une déviation intense, et ils s'appli-
queront à le rendre le plus sensible possible.

Guyau dit très justement que l'exécutant auquel le
métronome indique un mouvement rapide tend à le presser
encore par peur de rester en dessous; si le métronome lui
indique un mouvement lent, il le ralentit encore par crainte
d'aller trop vite [2].

Il en sera de même des nuances. La vue prématurée
d'un *crescendo* fera déjà jouer les exécutants ignorants
plus fort, avant l'endroit où il est indiqué. Le *diminuendo*
subira le même sort, c'est-à-dire qu'avant de devoir diminuer le son, ils joueront déjà piano.

L'ignorance consiste donc dans le grossissement constant

1. Darwin, *l'Expression des Émotions*.
2. Guyau, *Genèse de l'Idée de Temps*.

des moyens d'expression ; ce fait contribuera, dans une certaine mesure, à augmenter les défauts, en raison de certains progrès fonctionnels acquis. Dans bien des cas, l'expression sera d'autant plus fausse que l'exécutant pour la transmettre voudra utiliser une plus grande agilité de mécanisme.

Quant à ceux dont le tempérament exubérant s'oppose à l'effort concentré, à l'économie des moyens, l'étude sera peut-être pour eux une dépense de nervosité et une fatigue utile, par rapport à leur constitution physique ; mais le résultat de leur impulsion dépensée sera stérile, parce qu'ils chercheront fatalement l'accroissement de l'expression dans l'extension des moyens apparents.

Néanmoins, ce ne sont ni les ignorants ni les excessifs par tempérament qui sont les plus coupables. C'est le nombre énorme de ceux qui recherchent l'exagération comme un moyen de se faire remarquer, comme un moyen de faire, soi-disant, mieux que les autres.

C'est la culture maladive des émotions provoquées sans causes artistiques ; c'est le nervosisme considéré comme un dérivé glorieux de l'art. C'est le cas pathologique où la musique est avilie au rôle de manifestation anti-esthétique.

Arrivée là, la musique n'a plus de sens et, par conséquent, plus de raison d'être, de même que si, sur l'étendue du globe terrestre, il y avait uniquement des aliénés, l'humanité n'aurait plus de raison d'être.

L'art est une haute raison, et justifie par là son rôle civilisateur, dont l'importance va grandissant. Plus cette haute raison apparaîtra indéniablement en lui, plus sa destinée sera supérieure et puissante.

L'étude de l'art prendra sa véritable signification dès qu'elle cessera de faire primer le développement de la sensibilité sur celui de l'intelligence. Diderot dit : « Augmentez les âmes sensibles, et vous multiplierez les bonnes et les mauvaises actions ». Il en est de même en musique. La sensibilité musicale de l'exécutant n'offre aucune garantie sur la valeur esthétique de son interprétation ; car ce qu'il sent dans une œuvre et ce qu'il exprime en la jouant est souvent très différent.

Par l'étude usuelle du piano, le sentiment musical de l'exécutant le conduit bien moins aisément aux mouvements intelligents qui produisent l'expression, que l'intelligence des mouvements de l'étude du toucher ne conduit l'exécutant dépourvu de dons naturels à l'expression du sentiment musical.

A mesure qu'on sera convaincu par l'évidence des faits, on constatera réellement que, dans l'interprétation musicale, la perversion de l'esthétique, toutes les erreurs de la pensée musicale, tous les troubles de la sensibilité, sont sous la dépendance d'erreurs motrices.

CHAPITRE VI

L'INTERPRÉTATION

Il s'agit de déterminer, au début de ce chapitre, comment, par leur application à l'interprétation des œuvres musicales, les caractères spéciaux des mouvements, tels que « leur vitesse, leur durée, leur direction, leur ampleur, leur puissance, leur coordination, leur ordre de succession, leurs phases » [1], seront aptes à produire, par leur fusion sous ces nombreuses modifications, les phénomènes de l'esthétique musicale. Il ne s'agit pas ici de rapports vagues ou imaginaires; le caractère matériel des mouvements et le caractère esthétique de l'expression constituent des phénomènes indissolubles par l'identité des tendances contenues dans le mouvement et dans l'expression. Si, pour l'étude du toucher, on doit en quelque sorte identifier ce double phénomène sans sa manifestation esthétique, l'intensité de la fusion des deux éléments se retrouve

1. A. Binet, *Introduction à la Psychologie expérimentale.*

dans l'exécution où l'éloquence du mouvement, sa signification esthétique, n'est plus interdite comme entravant les progrès des fonctions tactiles et motrices des doigts.

La vitesse. — La vitesse du mouvement des attaques, comme nous l'avons dit, doit être le sujet d'un progrès constant, auquel aucune limite n'est assignée, mais qui déterminera la limite de tous les autres caractères dont se compose le mouvement. La vitesse maxima, réalisable respectivement par chaque exécutant, est donc sous-entendue en permanence dans ses mouvements d'attaque des touches.

C'est le degré de vitesse des fonctions musculaires des doigts qui détermine en principe la puissance de l'expression musicale. Plus la rapidité, l'instantanéité des attaques sera grande, plus l'expression du sentiment musical pourra être vive et immédiate.

La durée. — La durée du mouvement des attaques peut être prolongée, comme on l'a dit, pour certaines attaques très pesantes et larges, en raison de la loi des équivalences, par laquelle le mouvement doit être ralenti dans sa vitesse en proportion du poids qui le fait tomber. C'est-à-dire qu'il doit être ralenti comme s'il était contre-balancé par un poids équivalent qu'il est forcé de soulever en descendant.

Quant à cet échange de force, on peut admettre que plus la vitesse acquise du mouvement sera intense, plus le contrepoids s'exercera puissamment, ce qui fait établir derechef le principe : qu'il n'existe pas de qualité appréciable du mouvement artistique sans le perfectionnement de la vitesse.

Utiliser la pesanteur par la prolongation volontaire de la durée des mouvements comme facteur de la sonorité et de l'expressivité, c'est communiquer à la sonorité et à l'expressivité du jeu une modification de caractère. Cette modification esthétique se manifeste donc réellement par une transformation du principe fonctionnel nettement établi.

La direction. — Lorsqu'une seule direction communiquée à la main relie une série d'attaques faites par les doigts, on forme un groupe de notes. Un défaut de direction se transmet d'un mouvement à l'autre, et ne sera rectifiable que graduellement. Dans le principe unitaire du groupe, l'attaque du doigt n'a pas d'existence propre ; de même, le toucher réalisé par un glissement sur la touche est une fonction intermédiaire, à laquelle son rôle est assigné d'avance, et qui sera la promotrice d'une fonction ultérieure.

Par l'application des différents touchers, par les inclinaisons subtiles des tracés, la direction des mouvements, si minutieusement analysée par l'étude du toucher, représente visiblement sur le clavier le lien invisible des successions de notes dans lequel réside l'esthétique musicale. Le procédé stérile du va-et-vient par lequel l'enseignement de l'attaque du doigt se fait usuellement, prédispose le cerveau à la conception des notes isolées les unes des autres : les séries de mouvements par lesquels les attaques, les glissés et les réactions des doigts s'enchaînent, rendent cette conception impossible.

Par le premier procédé, le cerveau s'assimile la fonction essentiellement anti-esthétique d'épeler des lettres ; par le second procédé, il s'assimile la fonction de prononcer un mot.

En raison de l'inconscience qui domine dans l'enseignement, un grand nombre d'exécutants sont fatalement condamnés à ne jamais faire plus qu'épeler les lettres de l'art musical ; ils y sont prédestinés d'avance par les mouvements qu'on leur apprend à faire, parce que le cerveau, en se les assimilant, n'y trouve pas le ressort vital définitif. Il reproduira des mouvements stériles et restera stérile.

L'ampleur. — L'ampleur du mouvement est infiniment variable par rapport à l'attaque et par rapport au toucher.

Pour l'attaque, le mouvement se résume à son minimum lorsqu'on pose préalablement le doigt sur la touche avant de l'enfoncer. Chaque pianiste doit pouvoir se servir de ce procédé qui donnera : 1° une grande ampleur à la sonorité si une grande surface de la phalangette est appuyée sur la touche pour une attaque forte ; 2° une sonorité très faible, mais *tenue*, si pour une attaque faible, l'extrémité de la phalangette est seule appuyée sur la touche.

Depuis cette attaque faite, après l'appui préalable du doigt sur la touche, jusqu'à l'attaque du doigt faite avec le maximum d'amplitude, il y a des échelons ininterrompus, qui sont autant de moyens d'action divers pour modifier le timbre de la sonorité et le caractère de l'expression.

Ces différences s'appliquent aussi au levier de l'avant-bras, dont les mouvements doivent avoir parfois une grande élévation. Nécessairement, à quelque degré que l'amplitude de ces mouvements se manifeste, on doit éviter en eux toute perte de force, et transmettre intégralement dans le mouvement descendant de l'attaque la force accumulée par le mouvement montant qui le précède. Le principe de cette restitution à réaliser reste le même, si une transformation de la force des mouvements est produite par l'emploi de la pesanteur avec équivalence.

L'exécutant qui connaît à fond l'art de jouer du piano, pourra seul se rendre compte de l'importance et de la difficulté de ce problème.

Quant à l'amplitude du tracé fait sur la touche, elle contient de même une échelle de modifications par rapport à l'expressivité du son. Nécessairement ceux qui ne seront pas très avancés dans l'art du toucher, ne sentiront la force expressive transmise par le glissé que lorsque ce glissé aura une certaine amplitude. A mesure qu'ils seront aptes à produire une action sur le timbre par des glissés de moins d'étendue, ils se perfectionneront. Le seuil de l'excitation nécessaire pour produire l'expressivité sera diminué, et la conscience du mouvement sera d'autant perfectionnée.

Ce fait ne suppose pas que l'on doive combattre l'amplitude du glissé là où elle est utile; au contraire la grande amplitude donnée au glissé manifestera d'autant mieux son caractère propre, que l'amplitude minimum du glissé sera réduite à de moindres dimensions.

Non seulement l'amplitude du tracé du doigt sur la touche, mais l'amplitude du contact du toucher, quel que soit le caractère de l'attaque par laquelle il est effectué, gardera toujours une influence spéciale sur la sonorité et sur l'expressivité du jeu. La circonférence de la phalangette mise en contact avec la touche, au moment de l'attaque, est un des moyens par lequel l'exécutant délimite l'amplitude qu'il veut transmettre à son jeu.

La qualité esthétique de l'ampleur réalisée par l'exécution musicale sera donc encore un fait visiblement défini par les mouvements appropriés sous maintes formes différentes.

La puissance. — Le plus léger effleurement de la touche est expressif, parce que la puissance artistique se retrouve également dans le mouvement le moins apparent et dans le mouvement le plus apparent. Elle se retrouve même dans son facteur invisible et par conséquent immédiat : dans la pression du doigt qui suppose un état vibratoire constant de la musculature, pendant l'exécution musicale.

C'est parce qu'on peut créer, par la transformation de l'organisme, cette pression musculaire transmise intelligemment à la touche, que l'on peut créer le sentiment musical.

Darwin a entrevu l'existence de ce problème musculaire et esthétique, puisque, parlant de l'expression musicale, il dit : « L'effet ne dépend pas seulement des sons eux-mêmes mais de la nature de l'action qui les produit.... N'est-il pas évident que nous interprétons en réalité les actions musculaires qui produisent le son, comme nous interprétons en général toute action musculaire? Ces considérations toutefois sont impuissantes à expliquer l'effet

plus subtil et plus spécifique que nous appelons l'expression musicale [1]. » Darwin avait raison, l'action musculaire,
aussi intense qu'elle soit, est insuffisante à créer l'expression musicale ; elle doit être complétée par des mouvements
dont la forme évoque la beauté esthétique.

Pour l'exécutant, le problème de l'expression musicale
se résout donc : d'une part, par l'intensité statique de la
musculature, artificiellement acquise par l'étude ; d'autre
part, par l'action dynamique des doigts chargés de transmettre un nombre de mouvements, respectivement appropriés aux diverses manifestations du sentiment musical.

Sous l'influence de la tension statique des muscles
chaque mouvement transmis est puissant ; sous l'influence
des mouvements appropriés à l'expression musicale, chaque
action dynamique des doigts devient juste. Ces actions
complémentaires sont inséparables dans la production de
la beauté artistique. Sous cette double manifestation le
mouvement correspond tout naturellement aux lois de
l'esthétique musicale, car chaque expression musicale
transmise ne sera artistiquement puissante que si elle est
juste.

La coordination. — La coordination des mouvements
est une manifestation supérieure issue de la direction des
mouvements. Si un groupe de notes est constitué lorsqu'une seule direction communiquée à la main relie une
série de mouvements faits par les doigts, la coordination
s'établit lorsque deux directions conjointes sont successive-

1. Darwin, *l'Expression des Émotions.*

ment communiquées à la main, de façon à ce que deux groupes de notes puissent se coordonner. L'exécutant réalisera la fusion d'un plus grand nombre de notes par cette fusion de deux groupes qui ne consiste plus, comme la direction des mouvements, dans une combinaison de lettres formant un mot, mais dans une combinaison de mots ajoutant quelque attribut au premier mot conçu.

Le mécanisme fonctionnel acquis, apte à se développer ainsi, est nécessairement par lui-même une intelligence, puisqu'il se complète logiquement en se manifestant sous une forme supérieure; il est en cela apparenté aux fonctions cérébrales qui prouvent leur fécondité par le fait d'agrandir le cadre de leurs fonctions.

L'ordre de succession. — L'ordre de succession des mouvements peut être réalisé par l'enseignement de façon à ce que, sans discontinuité de mouvements, un plus grand nombre de groupes de notes s'unissent à l'aide de combinaisons d'enchaînements successifs. Par ces mouvements préalablement adaptés à l'expression, c'est une phrase musicale tout agencée que l'on réalise; elle réagira d'autant plus vivement sur le cerveau qu'elle lui communiquera une activité plus complexe, plus attractive, plus fécondante.

Par l'agencement de cette multiplicité de fonctions, dont l'unité de tendance fait surgir l'expression musicale sous l'impulsion de lignes d'évolution plus étendues, l'exécutant, comme enserré dans un engrenage irrésistible, sentira grandir sa faculté de penser en musique.

Les phases. — Les phases des mouvements ne communiqueront plus seulement le mot, le lien qui joint un mot à l'autre, ou les éléments de la phrase, mais l'ensemble de l'expression esthétique, la pensée musicale. Le phénomène réalisé par les phases des mouvements consiste dans le fait d'augmenter la force expressive des premiers éléments, par l'augmentation des combinaisons réalisées.

En effet, à mesure que les groupes de mouvements se combinent avec autant d'ordre que les mouvements successifs des doigts, la signification esthétique des éléments qui les composent sera rehaussée.

Réalisées par les muscles des doigts, les phases des mouvements constitueront la pensée musicale inconsciente; réalisées dans le cerveau, elles constitueront la pensée musicale consciente.

Ainsi l'expression inconsciente donne naissance à la conscience musicale, parce que le rôle des mouvements adaptés consiste à créer dans le cerveau le mécanisme de la pensée musicale, par assimilation et par reproduction des fonctions motrices transmises au clavier par l'exécutant.

Pour accomplir cette œuvre, le cerveau agit sous l'impulsion de sa capacité fonctionnelle, dont Taine donne une analyse si brillante, dans son *Étude sur Carlyle*, lorsqu'il dit :

« Sitôt que vous voulez penser, vous avez devant vous un objet entier et distinct, c'est-à-dire un ensemble de détails liés entre eux et séparés de leurs alentours. Quel que soit l'objet, arbre, animal, sentiment, événement, il en est toujours de même; il a toujours des parties, et ces parties forment toujours un tout : ce groupe plus ou moins

vaste en comprendra d'autres et se trouve compris en
d'autres, en sorte que la plus petite portion de l'univers,
comme l'univers entier, est un *groupe*. Ainsi, tout emploi
de la pensée humaine est de reproduire des groupes ; selon
qu'un esprit y est propre ou non, il est capable ou incapable ; selon qu'il peut reproduire des groupes grands ou
petits, il est grand ou petit ; selon qu'il peut produire des
groupes complets ou seulement certaines de leurs parties,
il est complet ou partiel.

« Qu'est-ce donc que reproduire un groupe ? C'est
d'abord en séparer toutes les parties, puis les ranger en
file selon leur ressemblance, ensuite former ces files en
familles, enfin réunir le tout dans quelque caractère général
et dominateur ; bref, imiter les classifications hiérarchiques
des sciences. Sans doute ; mais la tâche n'est point finie
là ; car cette hiérarchie n'est point un arrangement artificiel
et extérieur, mais une nécessité naturelle et intérieure.
Les choses ne sont point mortes, elles sont vivantes ; il y a
une force qui produit et organise ce groupe, qui rattache
les détails de l'ensemble, qui répète le type dans toutes ses
parties. C'est cette force que l'esprit doit reproduire en
lui-même avec tous ses effets ; il faut qu'il la sente par
contre-coup et par sympathie, qu'elle s'engendre en lui
comme elle s'est développée hors de lui, que la série d'idées
intérieures imite la série des choses extérieures, que
l'émotion s'ajoute à la conception, que la vision achève
l'analyse, que l'esprit devienne créateur comme la nature [1]. »

---

1. Taine, *l'Idéalisme anglais*.

Est-il nécessaire de le dire : dans l'exécution d'une œuvre musicale, cette assimilation et cette reproduction des mouvements musculaires par les fonctions cérébrales ne se réalisent pas froidement, mais par attraction sous l'excitation sensorielle auditive. La vie de l'art musical ne se transmet à travers l'agencement des mouvements que parce qu'ils produisent l'expression esthétique.

Ce fait doit être admis comme une vérité absolument acquise, qui ne peut pas se démentir. Il restera immuable quoi qu'on fasse, il est la voie du progrès largement ouverte dans le domaine de l'enseignement musical. Il fera tôt ou tard reconnaître que la plus grande part d'attention et d'effort doit être consacrée à la formation des mouvements, puisque le mouvement vivifie ou stérilise l'action cérébrale, produit ou détruit le sentiment musical !

Cette puissance exercée par des fonctions acquises a quelque chose de noble, puisqu'elle est le résultat d'un perfectionnement conquis par une lutte entreprise contre nos impotences fonctionnelles innées. Cette puissance nous l'avons créée nous-mêmes, avant de subir le contre-coup de son action impulsive ; malgré l'identité des procédés appliqués par chacun, elle sera réellement différente à travers chaque individualité qui la produit. L'esthétique enseignée est invariable, mais elle se réincarne à travers chaque organisme qui la produit.

L'art de l'interprétation est basé sur trois fondements essentiels :

1° L'exécutant, à l'aide de sa science des causes infimes, doit toujours tirer un beau son de l'instrument, c'est-à-dire, il doit évoquer les vibrations des sons harmoniques qui constituent un beau timbre.

2° Il doit pouvoir graduer l'amplitude des ondes sonores de façon à les modifier, depuis le son le plus faible jusqu'au plus puissant, par les changements les moins perceptibles.

Il doit posséder une conception unifiée de l'harmonie inhérente aux groupes de notes jouées, soit successivement, soit simultanément. Cette unité consiste, comme principe élémentaire, à relier les deux notes les plus fortes, c'est-à-dire la note fondamentale et la note extrême supérieure, par une décroissance et une accroissance des sons intermédiaires, de façon à déterminer à chaque note une action spéciale qui contribuera à la beauté de l'ensemble.

Cette espèce de relativité établie entre toutes les notes jouées rehausse l'attrait musical de la sonorité et de l'interprétation. L'exécutant, grâce à cette diversification des notes, possédera cette faculté, propre à tous les musiciens, de reconstituer l'homogénéité des rapports entre les successions d'accords qui forment la trame harmonique de l'œuvre interprétée. L'ensemble de la sonorité obtenue par des notes ainsi faiblement différenciées les unes des autres, par diminution et par augmentation des sons, représente dans l'interprétation musicale ce que le modelé représente en peinture. Bien des virtuoses, à réputation tapageuse, ne possèdent pas ce principe initial de la musicalité.

3° L'exécutant doit également posséder une conception unifiée du rythme, dans laquelle l'animation rythmique ne dévie jamais, parce que l'assimilation des plus petites

6

différences perceptibles, dans les modifications des temps d'une même mesure, a été acquise.

Ajoutez à ces trois qualités fondamentales celle, plus spéciale à l'art du piano, de savoir en quelque sorte échelonner des groupes de notes sur le clavier avec une tendance d'unification, vous aurez à peu près tout ce qu'il faudra à l'interprète pour voir éclore, d'une œuvre qu'il joue, la pensée musicale qu'elle renferme.

Avant de pouvoir la concevoir intellectuellement, il exprimera cette pensée malgré lui, grâce à ses fonctions motrices hautement perfectionnées, grâce à son art des mouvements adaptés à l'expression musicale.

Cette assertion heurtera les préjugés ; on considérera comme peu artistique de produire pendant un certain temps *malgré soi* l'expression musicale. Mais comment pourrait-on créer la conscience artistique de l'exécutant sans cette préexistence nécessaire du perfectionnement de ses fonctions organiques ?

Comme dans la formation de tout être vivant l'organe préexiste à sa fonction, les principes esthétiques doivent aussi préexister dans l'organisme fonctionnel avant que la conscience de l'exécutant puisse en être affectée. Cette raison fait qu'après avoir créé l'expressivité du jeu, l'on peut créer le sentiment de la musique, chez chaque exécutant qui réalise cette expressivité.

L'éclosion du sentiment musical se fait graduellement sans effort apparent, et peut atteindre une très grande intensité ; car c'est le sentiment musical du compositeur qui se réincarne dans l'interprète à travers l'œuvre interprétée.

N'est-ce pas là une communion artistique qu'on ne

saurait estimer assez haut? N'est-elle pas une suprême satisfaction; ne rehausse-t-elle pas la valeur des efforts tentés?

L'exécutant qui arrive à jouer une sonate de Beethoven avec une exactitude des moindres détails de l'écriture musicale, sentira que l'action puissante des plus petites différences de sonorité et de rythme réalisées crée un principe de dissemblance si fluide entre les notes qu'elles semblent s'éloigner les unes des autres. Mais il sentira aussitôt subsister entre elles un lien qui lui paraîtra plus vivant que les notes. Pour le musicien qui sent vivement son art, l'espace interstellaire ne semble pas exister uniquement au firmament étoilé, pour lui un phénomène analogue existe dans l'art musical dès que les notes réalisent une haute conception esthétique.

Ainsi une phrase qui paraît courte à celui qui la joue ne peut pas être expressive; si elle devient expressive, elle semble contenir tant d'éléments divers que maintes fois cette impression d'accroissance ressentie nous a fait croire que par leur multiplicité, les petites différences reconstruisent, à leur façon, les phénomènes de la dilatation des molécules de l'air, et augmentent le volume de la phrase selon le degré d'expressivité communiqué.

Le plus grand artiste est celui qui, consciemment ou inconsciemment, pénètre les plus petites causes de la vie de l'art. A mesure que l'on s'attache aux causes plus apparentes aux profanes, la conception artistique décroît. Dans le cercle des élèves de Liszt, des exemples frappants de ce fait s'accomplissaient. La plupart de ces jeunes pianistes n'imitaient son jeu que par les grandes lignes, ce qui donnait lieu aux divagations les plus anti-artistiques; plus ils s'attachaient à copier les effets très apparents, plus ils en faisaient réellement la caricature. Les élèves, au contraire, dont le sens musical était plus affiné, saisissaient, en une certaine mesure, les détails innombrables dont étaient constituées les grandes lignes de son jeu; ils entrevoyaient ainsi le véritable phénomène de sa beauté, et cherchaient à se développer eux-mêmes dans cette voie.

Il faut bien le dire, et là nous touchons à la question si importante de l'individualité artistique de l'exécutant, tout ce qui est fait par imitation est en soi-même anti-artistique.

On ne reproduira toujours que sommairement l'interprétation d'un autre exécutant. Les points de repère resteront; mais tous les éléments qui constituent la vie, le charme, la personnalité, feront défaut. L'imitation est en elle-même la négation de l'expression, car on ne peut transmettre au dehors que ce qu'on possède en soi, ce qui nous appartient en propre. L'intransmissibilité de l'interprétation artistique est conforme à la conception des petites causes par lesquelles elle se manifeste. En effet, si c'est par les différences les moins perceptibles que la beauté musicale se produit, si ces différences échappent dans leur manifestation la plus haute à celui même qui les réalise, parce qu'elles sont irréductibles, comment admettre qu'elles puissent se reproduire par l'imitation d'autrui? Les grandes capacités auditives sont réservées aux grands artistes; néanmoins le plus grand artiste est incapable de se copier lui-même, c'est-à-dire qu'il peut y arriver s'il a trop de fois rejoué la même œuvre, mais il ne reproduira qu'une espèce

de cliché d'une exécution jadis vivante et ne remplira plus
la mission qui lui incombe. Au lieu de recréer l'œuvre
d'art interprétée, il la coulera dans un moule : il ne produira plus comme la nature, mais comme le manœuvre. On
pourra le considérer comme déchu de son rang, car l'artiste
qui est à la fois observateur attentif et interprète inspiré,
ne verra jamais, en interprétant la même œuvre, se refor-
mer les causes premières de l'expressivité dans des rapports identiques. A travers les mouvements en apparence
les plus semblables, l'agencement des petites différences
perceptibles variera à l'infini, sans cesser pour cela de traduire la même expression, le même sentiment.

L'imagination de l'exécutant se développera sous l'influence du caractère des œuvres interprétées par lui.
L'expression réalisée à travers l'exécution d'une œuvre
l'aidera à saisir mieux celle d'une autre. Une progression
de sa conception des idées musicales doit s'effectuer, depuis
le morceau le plus simple jusqu'au morceau le plus complexe, par une transmission ininterrompue d'influences
diverses.

Il importe de jouer tous les auteurs, afin de parvenir à
les pénétrer les uns à l'aide des autres. Leurs personnalités
si différentes prendront une part active à l'éducation de
l'exécutant, qui sentira précisément qu'il apprend à les
connaître mieux à mesure qu'ils lui paraîtront plus différents les uns des autres. Les impressions qu'éveillera en
lui l'interprétation par laquelle il fera revivre l'expressivité inhérente aux œuvres musicales formeront graduellement sa conscience musicale. C'est là le point de con-

tact par lequel sa pensée se fécondera ; il participera à travers l'œuvre exécutée à la vie de l'artiste qui l'a créée.

L'interprète apprendra, en jouant des œuvres de Schumann, à mouvoir son imagination dans un cadre de représentations proches, faciles à saisir : une allée ombragée, une scène d'intérieur finement esquissée, des récits joyeux ou émouvants de la vie des enfants ; ou bien encore, il apprendra à subir l'entraînement des élans fougueux, dont la turbulence se meut à un même niveau depuis le commencement jusqu'à la fin de l'œuvre. Ce procédé invariable agit de fait autant sur l'imagination de l'exécutant par les mouvements ininterrompus exigés pour l'exécution, que par la valeur musicale de l'œuvre. C'est même en raison de ces procédés fonctionnellement stimulants qu'il est permis de considérer Schumann comme un initiateur, pour celui qui veut apprendre à penser en musique.

Son expressivité a une charpente musicale si serrée, qu'elle prête un appui sûr aux exécutants dont la pensée ne saurait être susceptible de saisir des conceptions plus subtilement réalisées. Les premières manifestations de là pensée, Schumann sait le mieux les communiquer.

Avec l'étude des œuvres de Chopin, l'exécutant s'assimilera les finesses de l'exécution pianistique. Les impressions poétiques qu'elles soulèveront seront d'un caractère moins imagé, moins intime, moins profondément ressenti ; mais elles renferment de véritables trouvailles comme subtilité d'écriture musicale. Elles sont donc aptes à affermir e mécanisme des doigts et de la pensée, et ne seront jamais nuisibles, si l'interprète ne s'acharne pas à les défi-

gurer par une irrégularité de rythme et une exagération
de nuances que rien ne justifie.

Chopin était un musicien de haute race ; son écriture
était conforme à la pensée musicale qu'il exprime à travers
toutes ses œuvres, avec une lucidité de moyens qui dis-
pense chacun de modifier, en quoi que ce soit, les indications précises dont il s'est servi pour la transmettre.

Supposer qu'un exécutant puisse se représenter par
l'étude des œuvres de Liszt, tout ce que la puissante imagination de l'auteur a réalisé à travers elles, serait une
utopie.

Liszt était à la fois un musicien de génie et un virtuose
de génie. Les entassements de notes étaient aussi aisément
conçus qu'exécutés par lui. Au problème matériel des
mouvements réalisés sur le clavier, correspondait un problème cérébral que nul n'a pu réaliser après lui.

Nous avons dit que l'instinct de l'artiste est un raisonnement inconscient. Tout en laissant le problème transcen-
dant de l'esthétique musicale hors de cause, il faut bien
reconnaître que pendant l'exécution d'une œuvre, les agencements de notes se combinent dans le cerveau de l'exécutant comme les agencements de chiffres se combinent dans
le cerveau du calculateur.

Par conséquent, si l'on se représente un instant l'entas-
sement des chiffres qui se meuvent dans le cerveau d'un
calculateur qui réalise des problèmes avec une rapidité
vertigineuse, on conçoit que le cerveau de Liszt opérait
par un surcroît d'activité analogue pendant l'exécution de
ces prodiges d'adresse. Il ne suffit donc pas d'envisager

dans l'étude des œuvres de Liszt la nécessité de mouvoir dix doigts avec une adresse de combinaisons extraordinaires, mais celle de communiquer aux fonctions cérébrales une adresse de combinaisons bien supérieure à celle des doigts. Sans cette fusion du mécanisme fonctionnel et intellectuel, l'œuvre interprétée sera fatalement défigurée et ne ressemblera en rien à celle que Liszt a pensée, et réalisée sur le clavier. On ne jouera vraiment une œuvre de Liszt que lorsqu'on la rendra expressive. Chacun devra considérer celle qui n'exprime rien quand il la jouera, comme lui étant inaccessible et absolument nuisible. Qu'il s'en garde comme d'un principe pernicieux, car cette grande complication du mécanisme des doigts a amené bien des éléments morbides qui, à notre époque, altèrent si profondément l'expression, le style musical.

Il est vrai, l'interprétation des compositions de Liszt offre l'écueil, non seulement par la difficulté, mais dans certaines œuvres par la facilité extrême du mécanisme (voir les *Années de pèlerinages*, les *Harmonies poétiques et religieuses*, l'*Arbre de Noël*). Liszt a affiné ses moyens d'expression avec une telle ardeur de conscience, que ses intentions sont parfois transmises d'une façon si fluide, si insaisissable, qu'il fait volontairement de l'interprète son collaborateur effectif. Au lieu de lui livrer une œuvre toute faite, il lui donne un véritable problème à résoudre, tant il s'ingénie à réduire le nombre des notes à travers lesquelles il expose son idée.

Ainsi certains morceaux, très correctement joués, paraissent ne rien signifier et n'avoir aucune valeur musicale appréciable; mais on peut, en jouant tout aussi correctement les notes, leur faire exprimer une beauté transcendante, émouvante. Ces œuvres, plus que d'autres, ont besoin d'une double création : celle du compositeur, celle de l'interprète, qui doit en quelque sorte être apparenté au génie du compositeur pour pénétrer dans la sphère de ses créations.

L'esprit des œuvres de Liszt ne se révélera que lorsque les interprètes qui les récréeront seront venus. Il en est de son œuvre orchestrale comme de son œuvre de piano : toutes deux s'élèvent à des hauteurs radieuses avec une interprétation géniale ; elles sont impuissantes, si l'imagination de l'interprète n'est pas fécondée par elles.

C'est ainsi que Liszt *a voulu son art*. Sa plus haute tendance était de suggérer une autre création à travers la sienne ; il ambitionnait une communion ultra-intense avec ses interprètes ; une force magnétique devait les guider et faire concorder, par des attaches les moins apparentes, les moins spécifiées, leur volonté avec la sienne. L'interprète devait se sentir libre comme s'il transmettait sa propre pensée. C'est là l'innovation principale renfermée dans les œuvres de Liszt ; sa haute nature s'est ainsi, par une abnégation suprême, manifestée dans sa conception de l'art. L'épanouissement de sa propre pensée ne lui apparaissait que dans le rayonnement communiqué à une pensée conjointe.

L'exécutant apprendra à connaître la radieuse splendeur de la musique qui se suffit à elle-même, dans l'étude de l'œuvre de Bach ; par sa magnificence imposante, elle exerce sur nous l'attrait d'un monde pétrifié dans lequel bouillonne un remous de flammes.

Son œuvre soulève dans nos consciences un double phénomène : enserrée dans un moule dont nous ne nous servons plus, elle semble avoir perdu la forme vivante ; mais elle contient une force vive devant laquelle nous voyons notre propre néant. Ainsi un musicien peut, de nos jours, dire qu'en elle tout vit, et que rien ne se meut. Éternellement sonore, elle donne l'impression d'un éternel silence ; car il sent en elle les joies et les douleurs du cœur humain enfermées sous forme d'arrêt ; il les voit toutes exister, il ne les voit pas se transformer.

Dans son impassibilité, comme dédaigneuse d'elle-même, elle tend à introduire dans la conscience du musicien cet axiome : « Connaître tout, exprimer tout, et ne s'émouvoir de rien », car ainsi il la voit étaler sa force vive immuablement splendide, sans qu'à la surface la forme se rajeunisse.

Par elle, l'exécutant doit apprendre à se dominer, à être à la fois impassible et vivant, à s'assimiler cette force d'arrêt contre la sensibilité inutile, cette contemplation muette de la vie qui semble nous mettre à l'abri de certaines surprises, de certains regrets, de certains désirs. Sans l'œuvre de Bach qui ne suggère pas l'émotivité, mais semble la réprouver, notre conscience artistique serait incomplète... c'est que Bach a dû exister pour que Beethoven puisse naître.

Beethoven semble avoir éveillé dans la musique instrumentale la conscience du *moi*. Mais quelle grandeur, quelle noblesse, quelle aspiration infinie dans ce réveil où la force de lutte est à la hauteur de la force d'aspiration !

Une évolution de la pensée humaine est introduite dans la musique par le génie de Beethoven qui agrandit à la fois la conscience de la souffrance et la conscience de la beauté. En dévoilant la secrète harmonie qui relie ces deux forces, il entraîne vers cette évolution suprême toute l'humanité qui admire la nouvelle conception de l'art qu'il a créée ; car, tandis que dans son œuvre, Bach a comme fixé sur une large étendue toutes les manifestations de la vie, Beethoven les déroule dans la sienne. Son art réalise ce principe vital qui veut que rien ne demeure, afin que sans cesse tout puisse renaître embelli, agrandi, graduellement transfiguré.

Saisir le sens de son œuvre, c'est devenir un musicien plus profondément vivant, et un être meilleur.

Son œuvre ne se transmet-elle pas de génération en génération en laissant son empreinte rayonnante accomplir une tâche de relèvement ?

Toutes les profondeurs de la désespérance humaine, ne les transforme-t-il pas en exclamations éternellement émouvantes ? N'a-t-il pas sanctifié la douleur lorsqu'il lui a communiqué ses accents les plus purs ? Toutes les manifestations de la joie, n'a-t-il pas le secret de les faire apparaître comme un élément élevé auquel la pensée s'associe, par un élan dans lequel rien n'est répréhensible ?

Heureux ceux sur lesquels son souffle passe ! Ils se sentiront devenir plus forts, car il ne leur inspirera pas le désir d'assouvissements incessants, mais la résistance contre tout ce qui est inférieur, l'aspiration vers tout ce qui est supérieur. Comprendre son œuvre, c'est sentir qu'elle nous délivre de la conception mesquine ou assombrie de la vie.

L'art doit être non seulement une *haute raison*, mais une *haute morale*, un frein, une impulsion, un progrès!

Qui à l'égal de Beethoven le démontrera?

Par l'interprétation de ses œuvres, l'exécutant peut se pénétrer d'une philosophie si noble, si forte, qu'à son sentiment musical s'alliera indissolublement le sentiment de la dignité humaine.

CHAPITRE VII

LA PÉDALE

L'influence des fonctions de la pédale s'exerce également sur l'interprétation d'une œuvre musicale et sur l'interprète.

Un mauvais emploi de la pédale agit sur l'action mentale de l'exécutant comme des lunettes qui sont mal adaptées ; par contre, une application intelligente de la pédale peut en quelque sorte aider le musicien à penser.

Dans l'interprétation, la pédale lie et délie les notes ; son rôle doit consister à suppléer les doigts dans les tenues irréalisables, à épanouir l'harmonie en prolongeant les sons, à souligner certaines accentuations très significatives, à rehausser en maintes façons l'expressivité de l'instrument ; mais pour réaliser ces avantages que d'écueils à éviter !

« Sur tous les points qu'un homme connaît mieux que ses semblables, il saisit des distinctions où les autres n'en voient aucune. » Ces paroles de Bain pourraient être appliquées avec une grande justesse aux exécutants qui se servent mal de la pédale et à ceux qui s'en servent bien.

Les premiers ne lui connaissent en somme qu'une supériorité : celle de prolonger les sons et s'en servent constamment dans ce même but avec une persistance énervante ; les seconds lui connaissent tant de supériorités différentes qu'ils s'en servent constamment par des procédés différents.

Il est évident qu'avant tout, la trame des harmonies successives doit rester intacte dans l'exécution d'une œuvre musicale ; pour cette raison, l'emploi qu'un exécutant fera de la pédale prouvera s'il est musicien ou s'il ne l'est pas. Il prouvera autant sa musicalité par le fait de ne pas soulever la pédale plusieurs fois pendant une même harmonie, comme s'il respirait entre les syllabes d'un même mot, que par le fait de la soulever avec la circonspection nécessaire pour ne permettre aucun empiétement nuisible d'une harmonie sur l'autre.

Les mouvements automatiques sont pour ce mécanisme subtil des pieds aussi néfastes que pour le mécanisme des doigts. Comme les doigts, les pieds agissent avec une lenteur qui entrave toute action artistique.

Le pied doit enfoncer la pédale avec un mouvement extrêmement prompt ; le soulèvement du pied nécessite cette même promptitude. C'est donc un perfectionnement fonctionnel qu'il faut acquérir avant de pouvoir apprendre à régler intelligemment les fonctions de la pédale.

Par le fait que « la tension artificielle purement mécanique d'un muscle entraîne dans un point éloigné du corps

une augmentation d'énergie [1] », les progrès des fonctions
musculaires des phalanges des doigts réagiront fatalement,
à un moment donné, sur les extrémités des membres inférieurs, et permettront à l'exécutant de mouvoir les pieds
par des impulsions plus rapides pour les fonctions de la
pédale.

La lenteur et l'inconscience des mouvements sont si inséparablement unies, que les personnes qui perdent le sens
musculaire, perdent aussi la conscience de la position de
leurs membres à moins qu'elles ne les voient. Sans vouloir
comparer certains exécutants à ces malades, on peut dire
que par le fait de ne pas voir les actions des pieds, ils perdent parfois une partie du contrôle qu'ils devraient exercer
sur elles. Forcément ces défaillances disparaissent chez les
exécutants qui sont musicalement très développés ; car ils
s'orientent par l'ouïe et discernent le moindre mouvement
réalisé du pied, comme s'ils le voyaient.

Par la rapidité d'impulsion communiquée à la pédale on
devra aussi acquérir l'indépendance des fonctions du pied
qui restent souvent sous une double dépendance : celle des
mouvements des mains au point de vue organique, celle
de l'accentuation des temps forts de la mesure, au point de
vue musical.

Afin que ces deux entraves n'embarrassent pas son libre
fonctionnement, il est bon de se créer des exercices qui
permettent, par exemple, dans une mesure à quatre temps,
rigoureusement accentuée sur le premier et le troisième
temps, d'enfoncer la pédale sur le second temps seulement,

1. Ch. Féré, *la Pathologie des Émotions.*

et de la soulever sur le quatrième, afin de ne pas faire coïncider ces fonctions avec l'accentuation faite par les doigts. Dans la même intention, on pourrait aussi enfoncer la pédale sur le deuxième et le quatrième temps et la soulever sur le premier et le troisième temps. Ce ne serait évidemment qu'exceptionnellement que ces genres d'emplois de la pédale trouveraient une application pratique dans une œuvre musicale, mais si le pied est docile ces emplois, et bien d'autres, peuvent être réalisés. Le tout est de discerner le moment où ils peuvent être utilement appliqués.

Le fonctionnement généralement le plus nuisible de la pédale consiste : 1° à la conserver trop longtemps enfoncée; 2° à la renfoncer aussitôt qu'elle a été soulevée.

Il est vrai, c'est précisément sous cette double forme qu'on la trouve le plus généralement indiquée dans les œuvres de Liszt qui ne font pas partie de sa dernière période. Ces indications ne sont justifiables que par l'extraordinaire précision qui caractérisait le jeu de Listz dont nulle prolongation de pédale ne pouvait entraver la netteté transcendante. Ces indications étaient utiles pour lui, mais sont, à quelques exceptions près, où la prolongation est justifiée, nuisibles pour les autres.

Le fonctionnement le plus utile de la pédale consiste, en principe, dans le procédé par lequel elle reste aussi longtemps enfoncée que soulevée. C'est ainsi que Liszt l'indique de préférence dans ses dernières œuvres, où il devient aussi sobre pour l'emploi de la pédale qu'il en était prodigue jusque-là.

On croit assez généralement qu'il suffit de lever la pédale un peu avant que l'harmonie change pour empêcher

les fusions discordantes des accords. Au contraire, il faut
en quelque sorte atténuer la sonorité générale d'une harmonie avant de lui faire succéder une autre ; donc, si une
même harmonie est maintenue pendant une mesure, il faudrait, en principe, ne tenir la pédale enfoncée que pendant les deux tiers de cette mesure ; si une harmonie se
prolonge pendant une demi-mesure, il ne faudrait se servir
de la pédale que pour un quart de mesure. La netteté des
harmonies successives, cette partie si importante de la
musicalité du jeu, est acquise à ce prix.

Au lieu d'appeler cette façon de procéder : l'art de
prendre la pédale, il serait aussi juste de l'appeler : l'art
de *soulever* la pédale. A vrai dire, l'exécutant doit escompter
les effets du soulèvement de la pédale comme étant aussi
importants que ceux de l'enfoncement ; afin d'arriver à cette
conception, il doit s'astreindre à commencer son orientation
pour le fonctionnement de la pédale au moment de la soulever et non au moment de l'enfoncer.

*Le soulèvement doit être considéré comme l'état nor-
mal*, l'enfoncement comme une excitation supérieure communiquée au jeu, qui ne doit s'exercer que par intervalles
plus ou moins prolongés, dans les cas spéciaux où l'interprétation l'exige.

Il ressort de là que l'abus de la pédale existe à l'état
chronique chez la plupart des exécutants. Il faut dire qu'il
est aussi apte à cacher leurs qualités qu'à cacher leurs
défauts.

Tout naturellement ceux qui jouent bien n'emploient
la pédale qu'avec circonspection, lorsque la musicalité du
jeu l'exige ; les autres s'en serviront sans discernement,

n'importe où, n'importe comment; mais fatalement aux endroits où leur exécution est plus incorrecte : car ils voudront instinctivement se cacher à eux-mêmes et aux autres les défauts de leur jeu. Dans ce cas néanmoins, ils les font simplement reconnaître sous une nouvelle forme, celle de leur fusion dans un ensemble d'autant plus discordant qu'on ne distingue plus aussi nettement les fautes commises.

On peut dire que la pédale devrait être prohibée dans les œuvres de Bach, sauf dans certains accords où la fusion des notes est indispensable à l'épanouissement des harmonies. Dans les œuvres de Beethoven, on ne doit maintes fois s'en servir qu'avec une extrême prudence, car bien souvent elle désagrège plus qu'elle ne complète.

L'art de s'en servir le moins possible est là encore le moyen le plus sûr d'être un interprète fidèle, car les moyens les plus sûrement artistiques pour traduire l'expression seront ceux employés par les doigts. Plus ils sauront faire à eux tout seuls ce qu'on fait habituellement en leur adjoignant la pédale, mieux cela vaudra.

Qu'on se garde néanmoins de la dédaigner ; elle possède le secret d'illuminer, de transfigurer, d'agrandir la beauté d'une exécution belle en elle-même. Ainsi, le spectacle d'un soleil couchant nous paraît incomplet si l'astre disparaît comme un globe rouge sur la surface calme de la mer, sans que la mer et le ciel entrent en communion avec sa coloration. Admettez que dans une œuvre musicale un pareil phénomène incomplet se produise, alors servez-vous de la pédale, car avec les teintes pourpres du soleil elle illuminera la mer et le ciel.

Elle est un trait d'union génial ; mais dans les doigts, ces mêmes traits d'union existent, tout dépend comment l'écriture est disposée ; car plus d'une fois, on peut réaliser des effets partiels de pédale en tenant avec les doigts certaines notes plus longtemps enfoncées, afin de maintenir l'harmonie sans devoir atténuer, par l'emploi de la pédale, les contours de quelque dessin mélodique.

Ce n'est pas seulement dans l'intimité d'un petit cercle d'auditeurs que ces procédés peuvent s'employer utilement : dans les plus grandes salles de concert leur emploi a des effets nettement appréciables.

En somme, c'est en apprenant de plus en plus à s'en priver, sans que le jeu paraisse moins vivant, moins expressif, que le jugement sur le véritable emploi de la pédale se formera.

Il faut nettement connaître ce que la pédale détruit dans le jeu : c'est le point fixe de l'orientation. Ceux mêmes qui jouent mal s'en servent instinctivement, car ils veulent qu'elle fasse disparaître leurs défauts ; mais, si cette orientation doit être appliquée, par ceux qui jouent bien, c'est afin d'empêcher qu'une beauté supérieure ne soit détruite pour faire naître une beauté inférieure.

La beauté supérieure, c'est cet art qui s'affirme à travers les plus petites différences perceptibles. Le rôle de la pédale doit donc être extraordinairement affiné pour que ses fonctions ne ressemblent pas à celles d'une éponge que l'on passe sur des lignes fraîches finement tracées, en les défigurant.

Du reste, la pédale ne fonctionne pas également si l'on varie le degré d'enfoncement communiqué. Enfoncée légèrement, elle donne un certain fondu à la sonorité sans permettre aux notes de se confondre : à mesure qu'elle est enfoncée plus profondément elle fusionne plus complètement les sons. Elle produit donc des effets très divers par le plus ou moins d'intensité de pression exercée par le pied dans son fonctionnement. Comme il importe avant tout de sauvegarder la netteté des perceptions auditives, l'emploi des enfoncements partiels doit être utilisé souvent en vue de conserver plus de clarté à l'exécution.

Ainsi est faite la musique : la couleur, le coloris des sons ne devient séduisant pour le musicien que sous l'attrait des intervalles par lesquels les notes différentes se succèdent. La couleur est le stimulant des sensations, les intervalles des notes sont le stimulant de la pensée : leur pouvoir s'exerce donc sur une partie supérieure de notre être.

Apprendre à penser en musique c'est acquérir un discernement qu'il importe de rendre de plus en plus clair et précis. Plus la jouissance artistique devient consciente, plus elle s'élève. Il importe donc de cultiver cette conscience par les moyens qui la développent, et d'éviter les sensations vagues partout où elles se manisfestent, comme résidant dans des connaissances imparfaites qui sont nuisibles.

CHAPITRE VIII

LES FACTEURS DE LA MÉMOIRE MUSICALE

Une des plus graves erreurs de l'étude du piano, celle qui fait croire à la nécessité de travailler les morceaux par fragments, par passages maintes fois répétés, exerce une influence néfaste sur la mémoire musicale.

L'étude du toucher, qui supprime ces procédés anti-artistiques, a sur le développement de la mémoire une action directe, qu'elle se manifeste plus spécialement par les fonctions du sens musculaire, du sens auditif ou du sens visuel.

Un recueil publié en 1787 chez Barrois l'aîné, contient une série de lettres dans lesquelles Engel, parlant de l'influence qu'exercent les idées sur les caractères de la démarche, dit : « Lorsque l'homme développe ses idées sans obstacle, sa marche est plus libre ; quand la série des objets se présente difficilement à son esprit, son pas est plus lent. Lorsqu'un doute important s'élève soudain, il s'arrête tout court. De même des idées disparates amènent une marche irrégulière. »

Comme les idées influent sur la démarche de l'homme qui pense, les mouvements des doigts, par lesquels une œuvre musicale est transmise au clavier par l'étude, influent sur la mémoire musicale. Elle marche ou ne marche pas, elle est irrégulière, lente, rapide, selon l'idée musicale transmise par les mouvements des doigts. Un jeu intelligent fait fonctionner régulièrement, aisément et sûrement la mémoire ; un jeu inintelligent n'exprime rien clairement ; il agit par saccades, rien n'est coordonné, rien ne s'enchaîne librement par un agencement supérieur ; la mémoire contracte tous les défauts de la pensée musicale, et le genre de son fonctionnement dénote dès lors un développement musical très restreint chez l'exécutant.

Le développement de la mémoire est en étroite relation avec le caractère de l'étude et le caractère de l'interprétation. Si la musculature est en grande tension pendant l'étude, si l'agencement des mouvements évite toute perte de force et tout mauvais emploi de la force, l'interprétation sera claire et précise et fera marcher la mémoire : soit qu'elle se transmette avec prédominance à travers la représentation visuelle des pages de musique de l'œuvre interprétée, soit à travers les représentations de l'ouïe, où l'enchaînement des sons naît du souvenir auditif isolément, soit à travers les représentations musculaires de l'exécution, qui réévoquent le souvenir du sens auditif comme un stimulant très puissant. Il se pourrait que ce

---

1. Engel, *Lettres sur le geste et sur l'action théâtrale.*

stimulant fonctionnel fût inhérent à tous les phénomènes de la mémoire du pianiste, mais que son existence ne se traduisît par un état conscient qu'à mesure que son énergie grandit, car c'est certainement par les progrès des fonctions motrices que la mémoire musicale est le plus susceptible d'être cultivée. A ce propos il est à remarquer que le moulage de la surface interne du crâne récemment retrouvé de J. S. Bach, a permis à M. Fleschsig de constater le développement prédominant de la partie du cerveau où se localisent les représentations mentales des sensations musculaires des mouvements des bras et des mains. Le savant a même soulevé la question de savoir si en dehors des organes finement développés de l'ouïe, la base des capacités musicales de J. S. Bach ne dérivait pas d'un sens musculaire extraordinairement développé et de la faculté de réunir les représentations visuelles des notes avec les représentations des mouvements [1].

S'il est permis d'affirmer que le perfectionnement des fonctions musculaires agit le plus sûrement sur le développement de la mémoire, c'est parce que tout être sain a la faculté de se représenter ses propres mouvements. Gratiolet, qui a été frappé de la haute valeur de cette faculté, a fait des observations curieuses à ce sujet. Après avoir au moyen d'attouchements variés mis un aveugle qui reste immobile en contact avec une table ronde, il se déclare impuissant à faire naître chez lui l'idée du cercle. Il ajoute alors : « Maintenant, rendons la liberté à notre aveugle, et demandons-lui quelle figure limite le corps qu'il a touché.

1. Allgemeine Musikzeitung, juin 1895.

Le procédé qu'il mettra en usage est simple : il tournera autour de la table, il décrira soit avec la main, soit avec le corps tout entier des cercles autour d'elle, et par la comparaison des mouvements qu'il aura décrits, avec certaines idées abstraites dont son esprit garde le type et la formule, il dira que cette table est circulaire.

« Or que découvrirons-nous dans ce jugement? Une faculté nouvelle? Non, sans doute, mais une faculté admirable que nous employons à chaque instant, sans daigner lui rendre, dans les rangs de nos facultés principales, le haut rang qu'elle occupe; je veux dire la faculté de sentir nos mouvements, de sentir nos attitudes et de percevoir nos parties non seulement en elles-mêmes, mais encore dans leurs rapports accidentels avec les autres parties de notre corps, en sorte que par elle nous sentons nos membres, ces membres que la volonté déplace à chaque instant, au lieu où ils sont réellement dans l'espace [1]. »

Gratiolet dit plus loin : « Coordonner, c'est mesurer, et mesurer, c'est sentir »; il détermine ainsi la plus haute portée artistique des sensations musculaires par lesquelles on peut en quelque sorte mesurer, à travers des mouvements métaphoriques, l'expression musicale dans ses rapports les plus subtils. C'est par cette faculté de mesurer les rapports des mouvements que l'on peut acquérir aussi cette mémoire consciente dans laquelle les notes sont entendues par une résonance intérieure, et ensuite transmises au piano. Avant que cette audition mentale soit très active, les notes mentalement entendues ne se succéderont

_____

1. Gratiolet, *De la Physionomie et des Mouvements d'expression.*

qu'avec une lenteur relative. Néanmoins, ceux mêmes qui n'avaient pas d'oreille musicale, qui ne discernaient aucun intervalle et ne remarquaient pas les fausses notes qu'ils jouaient s'ils ne les voyaient pas en regardant fonctionner leurs doigts sur les touches, arriveront à jouer par cœur des enchaînements d'accords compliqués, dès que les auditions mentales de leur mémoire musicale fonctionneront plus activement. S'il leur arrive de faire une fausse note, l'erreur sera aussitôt rectifiée par un besoin immédiat qui prouve combien cette note a dû être remarquée vivement pour être remplacée aussitôt par la note juste.

Cette mémoire, qui confirme l'existence d'une véritable boussole auditive sur laquelle l'exécutant établit son jugement et guide ses actions, est obtenue indifféremment par tous ceux qui se servent des mouvements appropriés au développement des fonctions musculaires, tels qu'ils sont définis dans l'étude du toucher. Il est évident que cette audition mentale deviendra plus consciente en raison de l'accroissement progressif de la vitesse fonctionnelle des attaques.

Qu'on nous permette ici de rapporter quelques expériences personnelles, faites sur le développement de la mémoire musicale sous l'influence des fonctions motrices ; elles détermineront une voie qui peut être utilement suivie par d'autres, grâce à cette merveilleuse faculté qui nous permet d'avoir conscience des moindres mouvements par lesquels les positions de nos doigts sont modifiées dans l'exécution d'une œuvre musicale.

Quant au caractère de la mémoire, j'aurais pu être rangée, autrefois, au nombre des indifférents, c'est-à-dire au nombre de ceux chez lesquels la mémoire peut être visuelle, auditive, motrice, sans varier d'intensité sous aucune de ces formes. Si j'avais dû néanmoins émettre un jugement à ce sujet, j'aurais sans doute désigné la mémoire visuelle comme prédominante.

Ma mémoire devenait très active lorsqu'il s'agissait de retenir des chiffres ou des groupes de notes. Il m'était aussi aisé de me souvenir de chiffres, que de me souvenir par combien de groupes de notes chaque partie d'une œuvre musicale pouvait être divisée pour être plus facilement et plus sûrement retenue. Ma mémoire musicale avait donc la tendance de fonctionner par des combinaisons, et n'existait en quelque sorte que par la possibilité de ces combinaisons, que je cherchais à rendre de plus en plus conscientes.

Elle a subi dans ces derniers temps une transformation qui m'a fait reconnaître le caractère essentiellement moteur de son mécanisme. Voici par quelles cicronstances ce fait s'est produit :

Après avoir poursuivi pendant quelques semaines l'assouplissement des mouvements de mes phalangettes à l'aide d'un accélérateur du toucher, la suractivité musculaire communiquée par ces exercices s'étendait en quelque sorte sur tout mon organisme. Cet état musculaire a cela de particulier, qu'il semble élargir le champ de la conscience ; il semble qu'en toute chose on devrait pouvoir se rendre compte pourquoi et comment on agit, afin d'employer plus utilement les ressources dont la nature et notre propre travail nous ont munis. Pendant ces exercices, l'attention reste fixée, avec une stabilité absolue, sur les mêmes observations musculaires ; une forte concentration de volonté s'établit. L'effort apparaît comme un besoin qui mènera sûrement à une manifestation supérieure de notre force, à un progrès.

C'est sous l'influence de cet état musculaire intense, au moment où j'arrêtai mes exercices, que la conception de la mémoire motrice se produisit pour la première fois. Dans la durée d'une demi-seconde, j'eus les sensations successives d'un ensemble de fonctions musculaires à réaliser par mes doigts sur les touches pour exécuter un *Scherzo de Mendelssohn*, auquel je n'avais pas pensé depuis de longues années, mais qui exigeait une très grande habileté de mouvements, que je ne réalisais jamais à mon gré, quand je le jouais il y a huit ou dix ans. Les impressions ressenties pendant cette demi-seconde étaient si vives, si vécues, que j'eus l'illusion d'une perception auditive instantanée de l'œuvre musicale. L'œuvre était redevenue subitement si présente à ma pensée que je ne doutai pas de pouvoir la jouer par cœur, après cette révélation soudaine des mouvements musculaires nécessaires à son interprétation. Je me mis aussitôt au piano et, à part quelques accrocs, je la rejouai d'une allure extrêmement rapide du commencement à la fin, quoique, depuis des années, j'eusse vainement voulu me rappeler cette œuvre qui m'était, comme on dit, sortie de la mémoire.

J'ai ressenti cette réapparition instantanée de la mémoire comme le retour d'un lien rétabli entre l'activité musculaire des doigts et celle des centres nerveux du cerveau. On pourrait citer, à ce sujet, les paroles de Bain : « Faites tomber une étincelle dans l'eau, elle s'éteindra ; faites-la tomber sur la poudre, elle produira une explosion » [1]. C'est ce phénomène de l'explosion que j'ai ressenti. C'est-à-dire : j'avais accumulé, par le travail musculaire prolongé, l'étincelle qui s'est soudainement communiquée à l'activité cérébrale, produisant, comme par un retentissement immense, l'évocation mentale d'une œuvre musicale. La suractivité communiquée aux muscles des doigts semblait, par un phénomène soudain, avoir rendu possible la fusion des deux manifestations cérébrales et musculaires.

Peut-être pourrait-on établir une relation entre ce fait et l'expérience par laquelle M. Ch. Féré suspend la représentation auditive d'une lettre de l'alphabet, chaque fois qu'il immobilise la langue du sujet qui la pense, tandis qu'au contraire chaque fois que la langue redevient libre de ses mouvements, la représentation se reproduit [2].

Il se pourrait donc que l'engourdissement des fonctions musculaires, par lesquelles une œuvre est transmise au clavier, immobilise l'action cérébrale, et que ce soit souvent cette incapacité motrice qui arrête les fonctions de la mémoire, comme le fait s'est vraisemblablement produit chez moi. J'ai cru du moins devoir m'arrêter à cette conclusion, car lorsque j'ai voulu ensuite retrouver, par les représentations des mouvements musculaires, d'autres morceaux disparus de ma mémoire, je me suis rendu compte en les jouant que cette révélation subite ressentie pour le *Scherzo de Mendelssohn*, prouvait l'existence d'un état latent des

1. Bain, *l'Esprit et le Corps.*
2. Ch. Féré, *Sensation et Mouvement.*

fonctions cérébrales de ma mémoire dont, à juger par mes sensations, le mécanisme avait une intensité fonctionnelle bien supérieure à celle de l'action musculaire qui, pour l'exécution musicale, est son complément inséparable.

Ces observations se sont ensuite confirmées sous différentes formes, qui m'ont de plus en plus convaincue du fait que les fonctions de ma mémoire sont essentiellement motrices.

Comme je l'ai déjà dit, j'avais l'habitude d'exercer ma mémoire à se représenter les notes par divisions de groupes. Quand je voulais, sans me servir du piano, agencer ces groupes mentalement, j'avais une certaine lutte à soutenir; la marche des pensées était lente et s'engourdissait dès que ma volonté n'intervenait pas par un ordre renouvelé, pour les remettre en marche. Un jour, en me livrant à cet exercice, je sentais les représentations auditives s'enchaîner avec une facilité soudaine; les successions des notes se transmettaient par mouvements continus et prenaient un essor tout différent de celui qu'elles avaient eu.

D'où venait cet élan qui me permettait de concevoir des groupes de notes, sans sentir la nécessité de l'effort soutenu qui m'était toujours si pénible?

Hélas, à peine avais-je fait cette réflexion, que déjà l'allure de la pensée était devenue intermittente et hésitante. Une nouvelle transformation se produisit ensuite pour disparaître encore. Ainsi, à des intervalles de deux, trois minutes je subis des fluctuations de ma faculté de penser la musique dont la cause m'échappait.

Enfin, m'appliquant à saisir une distinction quelconque

entre les deux états si différents de ma mémoire, je constatai que, dans le cas de l'allure rapide, le surcroît d'activité était occasionné par la représentation des mouvements musculaires qui s'ajoutait à l'action mentale auditive de la mémoire. J'essayais aussitôt de me servir volontairement de ce procédé, et je pus ainsi vraincre définitivement cette paresse de la pensée musicale, pour laquelle j'avais toujours eu une vive aversion sans pouvoir m'en défaire.

Je n'ai pas eu, depuis, occasion de me rendre compte si cet avantage acquis s'étendra aussi sur l'action de l'imagination pour la composition musicale; mais je serais portée à le croire, car il est indifférent que les successions de notes soient inventées par moi ou reproduites par un acte de mémoire. Toute pensée musicale se manifeste avec plus de pénétration, dès que je joins aux harmonies et aux mélodies pensées les sensations des fonctions musculaires par lesquelles je les transmettrais au piano. J'ai, dans ce cas, à vrai dire, un clavier imaginaire devant moi, sur lequel je joue en imagination. Je me représente toutes les sensations des mouvements transmis pour les attaques, à travers le fonctionnement des muscles dont l'action m'est sensible à partir du coude jusqu'aux phalangettes des doigts, sans excepter les sensations tactiles du contact produit entre les doigts et les touches du clavier, au moment de les enfoncer.

Cela me rappelle un fait que j'ai souvent observé : Liszt, pendant qu'il écrivait de la musique, posait parfois la main sur sa table de travail dans le but d'établir réellement avec les doigts les intervalles des notes qu'il voulait écrire, comme s'il se les représentait ainsi sous forme de mouvements d'attaque. Pendant qu'il maintenait les mêmes intervalles, il semblait faire un effort d'attention pour les mieux entendre, et paraissait ensuite approuver ou ne pas approuver les combinaisons musicales ainsi scrutées.

Quoi qu'il en soit, posséder parfaitement la faculté de transmission de l'expression sur un instrument de musique, doit offrir au point de vue de la représentation mentale des sons de grands avantages pour le compositeur.

Ainsi, je puis toujours me représenter mentalement des sons par le fonctionnement seul conscient du sens auditif, sans ajouter les sensations musculaires des attaques des notes entendues, mais aussitôt les successions des harmonies subissent un ralentissement : les sons perçus sont moins vibrants, ont moins de tendance à se mouvoir, à disparaître par le besoin de s'enchaîner à des sons différents. Car dès que les sons sont plus vibrants, ils semblent se transformer par un besoin inhérent à leur propre nature. ils subissent, en quelque sorte, l'entraînement d'une force rotative dans laquelle le *mouvement* est synonyme de *transformation*, puisque dès que je ne renforce pas mes conceptions mentales des sons par les représentations des mouvements musculaires, ma pensée se ralentit fatalement, ce qui m'oblige à renouveler, par des impulsions réitérées de ma volonté, la marche des notes.

Je crois reconnaître que cette différence si essentielle de la vitalité de la pensée musicale réside surtout dans la différence du timbre des sons mentalement entendus. Ces sons, entendus à l'aide de représentations musculaires, vibrent au point que l'on croit distinguer l'amplitude des vibrations comme une première manifestation rythmique des sons.

On revient ici au problème abordé déjà dans le chapitre III, où les exécutants qui ne distinguent pas les intervalles des notes différentes, arrivent à former leur sens auditif au moyen du discernement des amplitudes différentes communiquées, par l'étude du toucher, à une même note. La connaissance des différences moindres entraîne et fait saisir, sous une manifestation nouvelle, des différences plus grandes qu'on ne concevait pas auparavant.

Ces faits sont certainement assez concluants pour faire comprendre à ceux qui se vouent à la composition musicale, que les ressources vitales de leur pensée grandiraient s'ils concevaient les sensations musculaires de l'exécutant comme élément conscient inhérent à leurs représentations mentales des sons.

Il est vrai que pour concevoir ces représentations musculaires, il faut acquérir une science des mouvements qui exige un effort soutenu, une faculté de concentration de plus en plus développée, dont chacun se passe volontiers, parce qu'il est bien plus aisé de se fier à son inspiration, de se dire qu'on est né artiste !

Mais que ceux qui se sentent ainsi prédestinés prennent garde, car il se pourrait qu'ils fussent dépassés par ceux qui, sans y être prédestinés, arrivent par un labeur judicieux à des résultats plus sûrement acquis, plus conscients, et deviennent ainsi aptes à marcher *de progrès en progrès*. Car, il ne faut pas s'y tromper, c'est là le chemin glorieux de l'art ; l'être le plus capable de progrès est l'être le plus artiste. Quand le progrès s'arrête, l'artiste, même le plus grand, reste toute son existence ultérieure son propre Sosie.

En ce qui concerne cette double influence, exercée par les fonctions musculaires sur l'exécution, par des représentations musculaires sur la mémoire, j'ai trouvé quelques points d'appui qui me permettent d'affirmer plus sûrement la justesse de mes impressions.

Ainsi, ayant les doigts très exercés aux mouvements nettement diversifiés, je puis, en contractant préalablement mes muscles comme je le fais pour l'étude du toucher, tracer simultanément, avec le bout des deux index, des lettres différentes de l'alphabet ou des signes géométriques différents.

Parmi ces mouvements, l'expérience la plus probante, comme effort de volonté, paraît être celle par laquelle, en contractant préalablement les pouces et les 3°, 4° et 5° doigts des deux mains, tenues les deux palmes se faisant vis-à-vis, je fais un tracé circulaire dans le même sens avec l'extrémité des deux index.

Avant de commencer le mouvement, je mets la première phalange de l'index de la main droite en extension forcée, les deux dernières phalanges en flexion extrême de sorte que, les deux dernières tendant à s'enrouler sur la première, la face palmaire de la phalangette soit tournée vers celle de la première phalange.

Je commence le tracé circulaire en mettant la première phalange en extension, tandis que la phalangette glisse de plus en plus vers la face palmaire de la main jusqu'au

moment où la première phalange est en complète extension. Cette extension est maintenue pendant que les dernières phalanges se mettent en demi-extension. Aussitôt ce
mouvement réalisé, la première phalange commence à se
mettre en extension forcée : quand elle a atteint le maximum d'extension forcée, les deux dernières phalanges cessent de se maintenir dans la demi-extension ; elles se mettent en flexion extrême pour reprendre leur position initiale.
Dès qu'elles occupent cette position, le mouvement décrit
recommence.

Comme je l'ai dit, pendant que l'index de la main droite
fait ce mouvement, l'index de la main gauche décrit un
mouvement dans le même sens, mais ce mouvement étant
commencé par l'extension de la première phalange et la
demi-extension des dernières phalanges, la succession des
mouvements est intervertie.

Pendant l'exécution de ces mouvements, plusieurs parti-
cularités fonctionnelles m'ont frappée.

1° Par la répétition de ces mouvements isolés des index,
l'immobilité des autres doigts augmente progressivement ;
au bout d'une vingtaine ou trentaine de mouvements,
toute perception du moindre tremblement visible disparaît.
Par contre, les index qui tracent les mouvements me
font l'effet de se mouvoir de plus en plus aisément.

2° Quand j'arrête ces mouvements, les deux index
n'éprouvent aucune fatigue ; les 3e, 4e, 5e doigts et les pouces
qui étaient restés immobiles, sont comme contracturés. Si
je veux les bouger, le moindre mouvement est douloureux.

3° Si je contracte, par la suite, les mêmes doigts pour
tracer avec les index des figures moins complexes, je vois

qu'il m'est absolument impossible de communiquer aux autres doigts autant d'immobilité, tout en faisant les mêmes efforts pour y parvenir ; impossible de supprimer certains petits mouvements réflexes, qui réapparaissent malgré moi.

4° Si je veux, après cela, tracer de nouveau les mouvements complexes en supprimant toute contraction musculaire dans les autres doigts, la rapidité des mouvements se réduit considérablement.

Ma volonté se manifeste donc d'abord avec une grande intensité, ensuite avec une faiblesse notoire, quoique je fasse, à travers des procédés physiologiques différents, *un effort égal* pour tous les mouvements. Ces observations me font comprendre la transformation produite dans la différence d'allure de ma pensée musicale. Ainsi ma mémoire musicale fonctionne avec autant de lenteur lorsque je n'y ajoute pas les représentations musculaires des doigts, que les mouvements lorsque je n'y ajoute pas réellement les contractions musculaires des doigts. Ma mémoire et ma pensée musicale deviennent au contraire aussi impulsives sous l'influence des représentations musculaires, que les mouvements sous l'influence de la contraction musculaire.

De plus, par le fait de constater qu'il m'est impossible de réaliser la même contraction pour tout mouvement dont la difficulté est moins grande, je conclus que précisément c'est la difficulté du problème des mouvements enseignés, qui permet d'agir progressivement sur les organismes les plus réfractaires, puisque je constate qu'elle agit salutairement sur la capacité musculaire de mon propre organisme.

Elle me permet, en quelque sorte, de me dédoubler et de me donner une volonté que je suis forcée de considérer comme étant supérieure à ma volonté.

Après m'être exercée un peu à exécuter ces mouvements complexes j'ai observé qu'ils rendent très rapidement les doigts indépendants; ils peuvent par conséquent rendre service à ceux qui se servent de leurs mains pour des mouvements d'art ou de précision.

Sentant qu'il serait impossible de prolonger la durée des exercices avec l'immobilité de huit doigts contre deux seuls qui fonctionneraient, j'ai tâché de proportionner mieux l'effort dynamique avec l'effort statique en faisant à la fois les deux mouvements avec le 2ᵉ et le 3ᵉ doigt de la même main. C'est-à-dire qu'avant de commencer simultanément les deux mouvements, on mettra la première phalange du 2ᵉ doigt en extension forcée, les deux dernières phalanges en flexion extrême. Dans le 3ᵉ doigt la flexion extrême sera maintenue dans les dernières phalanges, la première phalange sera en extension. Tandis que le 3ᵉ doigt commencera son mouvement en mettant sa première phalange en extension forcée, le 2ᵉ doigt commencera le sien en mettant sa première phalange en extension. Cette impulsion communiquée, les dernières phalanges des deux doigts se mettront, par directions inverses, en demi-extension. Aussitôt cette position réalisée, les premières phalanges des deux doigts reprendront leurs positions initiales respectives qui seront maintenues pendant que les dernières phalanges se mettent en flexion extrême. Dès qu'elles occupent cette position, le mouvement décrit recommence. L'effort peut sous cette forme se prolonger plus longtemps parce que l'immobilité des trois doigts contractés ne produira pas un aussi grand effort de contraction.

Quoique ces tracés amoindrissent dans une certaine mesure l'immobilité, la dissociation des doigts s'acquiert si rapidement que l'exercice garde un caractère d'énergie qui ne permet pas de le prolonger au delà d'une ou deux minutes; par contre on peut le renouveler de temps à autre de manière à le faire pendant un quart d'heure ou une demi-heure dans l'espace d'une journée.

On peut successivement modifier la difficulté du problème et étendre l'exercice dynamique à trois doigts en faisant, d'une seule main, un mouvement avec le 3e doigt, tandis que simultanément le mouvement en sens inverse est fait par le 2e et le 4e doigt. Avant de commencer simultanément les mouvements, les premières phalanges du 2e et du 4e doigt seront en extension forcée, les dernières phalanges en flexion extrême. Dans le 3e doigt la flexion extrême sera maintenue dans les dernières phalanges, la première phalange sera en extension.

Bien des combinaisons peuvent se faire dans l'agencement des mouvements, mais la rapidité des tracés sera toujours en équivalence avec la quantité de contraction statique déployée pendant les tracés. Les mouvements seront relativement lents si, en contractant préalablement tous les doigts des deux mains, tenues les deux palmes se faisant vis-à-vis, on les réalise successivement avec les 2e, 3e, 4e et 5e doigts, au lieu de les tracer, comme il a été précédemment indiqué, avec les deux index seulement. Le ralentissement provient de ce que l'immobilité des doigts n'aura pas le temps nécessaire pour se former et devenir très intense. Les mouvements seront plus rapides si l'exercice dynamique ne s'étend qu'à quatre doigts, de sorte qu'en maintenant la contraction dans trois doigts de chaque main, on réalise alternativement les mouvements avec les index et les 3e doigts.

Tous ces exercices augmentent l'indépendance des doigts et la conscience du mouvement; ils ont donc pour le pianiste une double utilité. Nécessairement, il faut avoir des doigts déjà exercés pour arriver à les exécuter.

Peut-être ne sera-t-il pas sans intérêt d'ajouter ici spécialement pour les psychologues, un essai fait pour arriver à utiliser le procédé musculaire en dehors du domaine de la mémoire musicale.

Ayant la mémoire des mots peu développée, j'ai voulu me rendre compte si je pouvais, par les mêmes moyens, accélérer ses fonctions. J'ai donc tâché, en prononçant lentement des mots soit mentalement, soit à haute voix, d'articuler chaque syllabe avec la même rapidité avec laquelle j'aurais joué une note sur le clavier, et j'ai remarqué aussitôt que pour la mémoire des mots, la transformation se produisait. Je puis donc, à mon gré, faire fonctionner ma mémoire faiblement ou fortement : dans le premier cas, je conserve le mouvement sans forte tension de mon organisme dont je dispose toujours; dans le second cas, c'est le mouvement perfectionné qui entre en activité. Je le manie assez aisément; néanmoins il a, comme fonction pianistique, pour coopérateur immédiat la tension musculaire complète du corps, car même sans enfoncer une touche du clavier, la répercussion du mouvement circulaire du doigt, fait dans le vide, m'est parfaitement sensible dans tout le corps, quoiqu'elle perde de son intensité dans les deux membres inférieurs. Naturellement, le fonctionnement des mouvements sans forte tension m'apparaît comme un état apathique, par lequel je me stérilise moi-même et je préfère me servir de mes fonctions musculaires transformées , afin d'augmenter l'énergie de ma volonté.

CHAPITRE IX

L'ACCÉLÉRATEUR DU TOUCHER

Pourquoi dit-on d'un bon style musical qu'il est arrondi?

D'un beau son qu'il est rond?

D'un bon mécanisme que les traits roulent?

Pourquoi dit-on au contraire, d'un mauvais mécanisme, qu'il est anguleux, irrégulier?

D'un mauvais son qu'il est pointu, saccadé?

D'un mauvais style qu'il est plat, contourné, incohérent?

Autant d'épithètes consacrées dont on se sert usuellement pour apprécier l'exécution musicale, sans se préoccuper de l'origine de leur emploi.

Selon l'opinion émise par M. Féré, les expressions métaphoriques ont souvent pour base un fait physiologique [1].

Ainsi, on peut aussi justement dire : qu'on brûle d'envie, qu'on est bouillant de colère, qu'on est enflammé par l'enthousiasme; on est au contraire refroidi par les difficultés,

1. Féré, *la Pathologie des Émotions.*

transi de peur, glacé d'épouvante. Ces métaphores ne sont pas des expressions de représentations mentales purement imaginaires, car nous ressentons physiologiquement, réellement ces effets différents sous l'influence des émotions correspondantes. A aussi juste titre la métaphore du cercle peut être appliquée aux conceptions de l'esthétique musi-

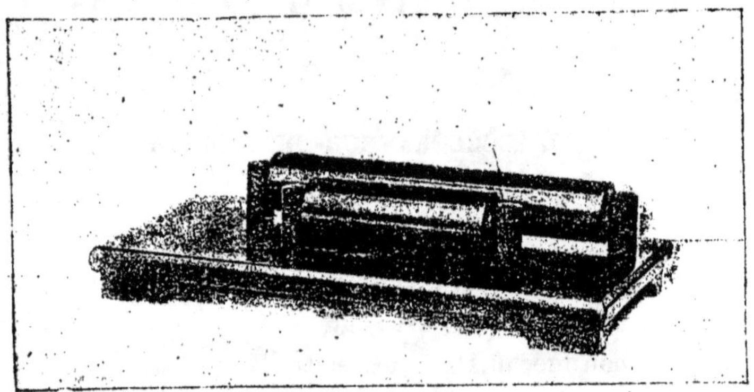

cale. L'exécutant forme avec les lignes courbes, les anneaux d'une chaine à travers laquelle circule sa propre pensée et celle de l'auditeur.

L'*accélérateur du toucher* est formé de deux cylindres d'ébonite dont l'un a 20 centimètres de long, l'autre 10 centimètres. Leur diamètre est de 3 cent. 1/2. Ces deux cylindres tournent sur leur axe, et sont fixés sur une planchette que l'on pose sur les genoux pendant l'emploi de l'appareil pour l'étude.

Ces cylindres d'ébonite perdent leur signification dès que les doigts cessent de leur communiquer, par les glissés des phalangettes, l'impulsion rotative. Au moyen de cette rotation, au contraire, on sent surgir une suractivité soudaine dans les fonctions musculaires. Les mouvements glissés par lesquels les doigts font tourner les cylindres sont forcément accélérés par le fait qu'on leur adjoint une action complémentaire.

Constater les progrès que l'accélérateur peut communiquer aux fonctions motrices et tactiles, c'est comprendre à quel degré les impressions qu'il transmet peuvent réagir sur l'intelligence de l'exécutant. On peut dire qu'il fait à la fois *agir* et *penser*. Néanmoins, ce serait mal comprendre son but que de croire qu'il supprime l'effort. Il augmente la force statique et dynamique des muscles et exige une dépense d'attention et de volonté d'autant plus grande. Il faut le considérer comme un stimulant de l'effort; l'utiliser dans un but contraire, c'est dénaturer son emploi pour le rendre pernicieux.

Pour l'étude du toucher par flexion et du toucher par extension, on communiquera aux cylindres une rotation par série de glissés successifs, faits par des mouvements circulaires des cinq doigts de chaque main, tels qu'ils sont définis dans la méthode du toucher. Sous l'influence de la rotation des cylindres, la tension musculaire prendra une intensité plus grande; et grâce à cette transformation de l'état statique des muscles, les mouvements des doigts se feront plus rapidement et leur caractère deviendra plus artistique.

Cette suractivité des fonctions motrices des doigts est non seulement acquise directement par le contact des doigts avec le cylindre, mais il suffit que ce contact ait lieu avec une seule main, pour que dans les doigts de l'autre main l'élasticité soit augmentée au point de leur faire enfoncer les touches du clavier plus rapidement.

Ainsi chaque glissé fait par les doigts d'une main sur le cylindre permettra, au même moment, aux doigts de l'autre main, d'attaquer plus rapidement la touche, parce qu'une augmentation d'énergie est transmise par les fonctions musculaires des doigts qui se meuvent au contact de la rotation à ceux qui se meuvent sur les touches. Il est bien entendu que la suractivité produite est le prix de l'effort maximum auquel l'exécutant soit capable de s'astreindre; sous ce rapport, aucun relâchement ne peut être admis, à quelque phase de supériorité que l'exécutant soit arrivé. C'est seulement sous l'influence du maximum de contraction volontaire des muscles de la main que l'accélérateur communiquera un degré fonctionnel supérieur à celui que l'exécutant peut acquérir par sa propre volonté. Sans cette tension maximum volontaire, au lieu d'un perfectionnement de son organisme, il ne communiquera à l'exécutant que la vitesse que celui-ci pourrait acquérir par sa propre volonté, s'il voulait la dépenser; dans ce cas, elle ne lui profitera pas, car sans effort volontaire on ne peut obtenir un progrès salutaire : la conscience ne s'éveille pas.

L'accélérateur du toucher doit non seulement activer les fonctions motrices des doigts; il doit surtout aider à établir l'élasticité rythmique de la mesure. Comme nous l'avons dit, chapitre v, la précision musicale est surtout une précision par compensation, dans laquelle l'instinct de l'artiste agit par un raisonnement inconscient. A cet effet, il est aussi utile d'étudier le rythme par les plus petites différences appréciables dans la durée des notes, qu'il est utile d'étudier le toucher par les plus petites différences appréciables dans la sonorité des notes.

L'accélérateur du toucher peut aider à acquérir la finesse de la perception des oscillations rythmiques par la finesse de l'art du toucher.

Dans une lettre sur les aveugles, à l'usage de ceux qui voient, Diderot parle nettement de cette faculté qu'ont nos sens d'agir, par métaphores, les uns sur les autres ; il dit : les expressions heureuses « sont celles qui sont propres à un sens, au toucher par exemple, et qui sont métaphoriques en même temps à un autre sens ». Selon lui, il résulte de ces « expressions heureuses » une double lumière : la lumière vraie et directe de l'expression et la lumière réfléchie de la métaphore.

Ainsi, nous avons dit qu'au point de vue du coloris les gradations des sons doivent être ressenties uniquement par l'auditeur comme un principe indéfinissable, d'harmonie inhérent à l'exécution, et non comme un procédé employé pour la rendre harmonieuse, et nous disons de même que la variabilité des ondes rythmiques de la mesure doit rester en elle-même insaisissable pour l'auditeur. Il doit subir le charme attractif de ces modifications imperceptibles, et l'attribuer à la force vive de l'instinct esthétique de l'exécutant et non à l'application d'un procédé dont le mécanisme lui est divulgué.

En ceci l'auditeur n'est pas dans l'erreur, car pour être à même de réaliser ces procédés, l'exécutant a dû perfectionner son organisme, sa conscience et son intelligence, et ce n'est que justice que les procédés d'action disparaissent et ne laissent subsister, dans le résultat acquis, pour la.

conscience de l'auditeur, que ce perfectionnement, laborieusement conquis, de la personnalité même de l'exécutant.

C'est par l'agencement des doigtés et par l'amoindrissement ou l'augmentation de pression communiquée aux doigts, que l'on peut modifier la rotation du cylindre, sur lequel ces doigtés et ces pressions agissent par degrés si conjoints, si logiques, que l'exécutant pourra concevoir de véritables séries de courants rythmiques, s'il s'applique à distinguer par des comparaisons mentales constantes les moindres degrés de la variabilité produite dans les successions de mouvement qu'il réalise. Ces courants rythmiques, à travers lesquels l'exécutant peut arriver à sentir graduellement diminuer ou accroître le nombre des ondes, par des différences de 2 ou 3 millièmes de seconde, éveillent sa conscience au sujet d'intervalles si peu différenciés qu'il arrive, en quelque sorte, à développer d'une façon consciente chez lui ce raisonnement inconscient qu'on nomme l'instinct musical du rythme.

Pour la sonorité comme pour le rythme, la beauté de l'exécution musicale ne peut se fixer que dans l'unité conçue par l'exécutant à travers les notes qu'il n'entend plus et celles qu'il n'entend pas encore. Cette forme en vaut une autre ; — tâchons de nous en emparer.

L'agencement rythmique des mesures. — En ce qui concerne les différents caractères de la mesure, Wundt donne les définitions suivantes :

« On nomme mesure l'agencement rythmique le plus simple, qui se compose d'un certain nombre d'élévations et d'abaissements de sons » (désignés usuellement sous les termes : temps forts et temps faibles), « susceptibles d'être bien embrassés par notre esprit. La forme de la mesure la plus simple possible est la mesure 2/8, où l'élévation et l'abaissement alternent régulièrement entre eux sans autre gradation intermédiaire.

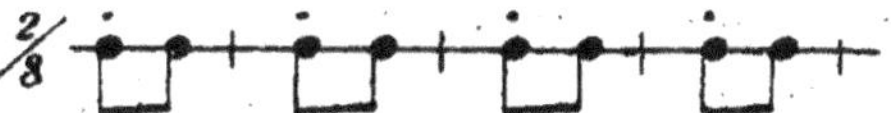

« Au contraire, les mesures 3/4 et 4/4, où les trois degrés de l'élévation sont complètement représentés, ainsi que les abaissements intermédiaires, constituent la limite supérieure des formes de mesures les plus usitées.

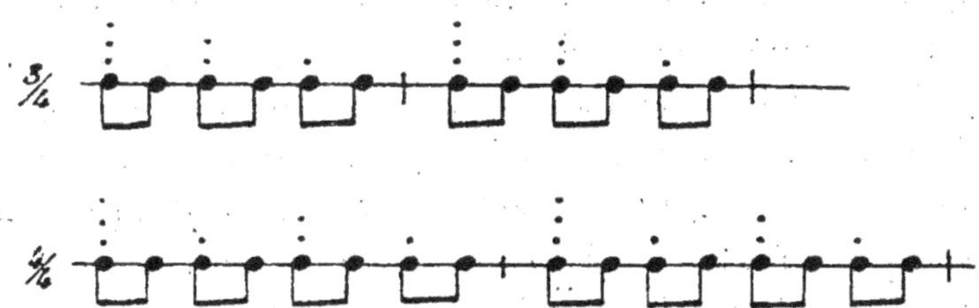

« Une position moyenne est occupée par la mesure 2/4, où deux degrés d'élévation se laissent distinguer.

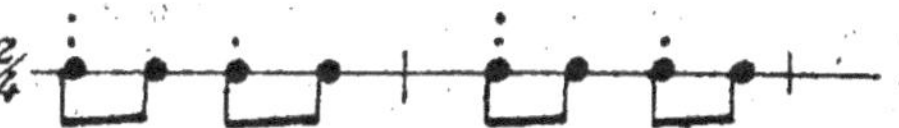

« Plusieurs autres formes de mesures, qui sont encore adoptées, se ramènent absolument aux quatre mesures ici énumérées : la mesure 3/2 se ramène à la mesure 3/4; les mesures 2/2 et 4/8 à la mesure 2/4; d'autres formes où le nombre des abaissements consécutifs à une élévation est augmentée d'un abaissement ou de plusieurs, sont des expansions ou des dilatations des premières formes signalées. De cette manière, la mesure 3/8 provient de la mesure 2/8 ; 9/8 de 3/4 ; 6/4 et 12/8 de 4/4 ; 5/8 de 2/4.

« Ces mesures peuvent être symbolisées de la manière suivante [1]. »

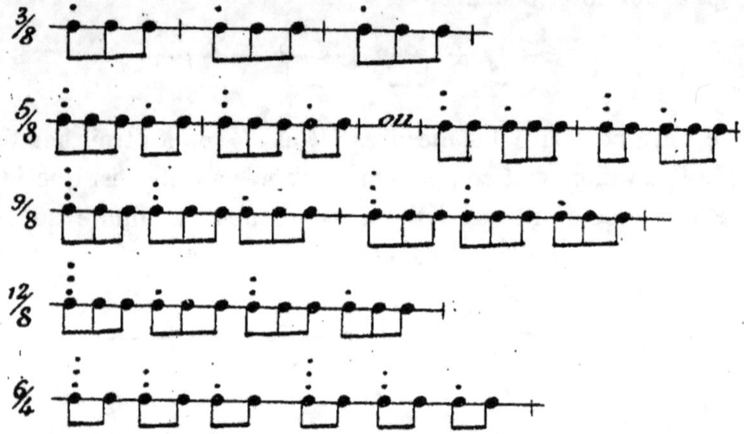

Ces définitions de l'agencement rythmique de la mesure créées par Wundt, nous offrent une base pour l'explication des doigtés spéciaux qui communiquent des modifications si subtiles à la rotation du cylindre de l'accélérateur qu'elles permettent à l'exécutant de percevoir la variabilité des intervalles sous le caractère de courants rythmiques.

Ces doigtés sont de nature à permettre à l'exécutant de diriger les pressions des phalangettes, par lesquelles le mouvement rotatif du cylindre est augmenté ou ralenti, précisément de façon à faire correspondre leur force ou leur faiblesse avec le degré d'élévation ou d'abaissement de l'agencement rythmique de la mesure.

1. Wundt, *Théorie de Psychologie physiolog que*.

Outre la tendance de jouer les différents temps d'une même mesure trop également, ou d'exagérer leur variabilité, on rencontre assez généralement un défaut chronique : le retard relatif du 2° temps de la mesure.

L'exécutant peut réagir contre ce manque d'élan dans sa conception de la mesure, si pendant l'étude d'un morceau, il se sert d'une main, de l'accélérateur du toucher, afin de créer l'impulsion rythmique de la mesure qui se communiquera à la main avec laquelle l'étude est faite sur le clavier.

Ainsi, pour communiquer les impulsions rythmiques dans une mesure à 2/4, on fera bien de faire la pression maxima simultanément avec le pouce et l'index. Sans cette pression énergique pour l'élévation principale, cette mesure, n'ayant que quatre degrés diversifiés, manquerait de vitalité.

Par ce doigté, la pression la plus forte sera communiquée sur la première croche avec le pouce et l'index ; une pression moins forte sur la troisième croche avec le quatrième

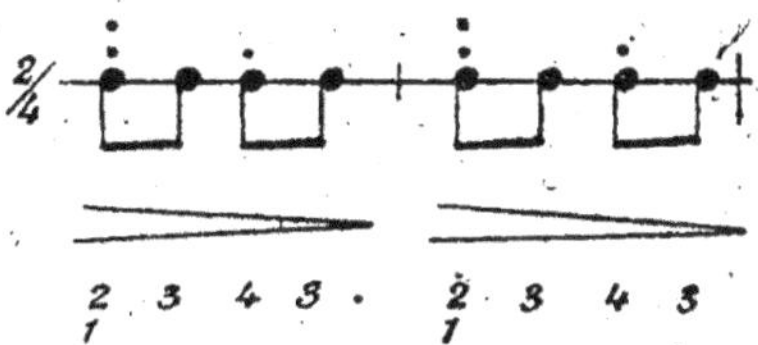

doigt. Pour les abaissements, une pression faible sera communiquée sur la seconde croche avec le troisième doigt, une pression encore plus faible sur la quatrième croche avec le même doigt.

L'agencement rythmique, ainsi représenté par les pressions des doigts qui rapprocheront ou éloigneront quatre croches avec une relativité fluide, semble résoudre le problème de la transmissibilité du principe esthétique du rythme.

Si la mesure devait être en quelque sorte coulée par quatre croches, le rythme pourrait aussi se transmettre par le doigté suivant, par lequel la seconde élévation serait plus atténuée.

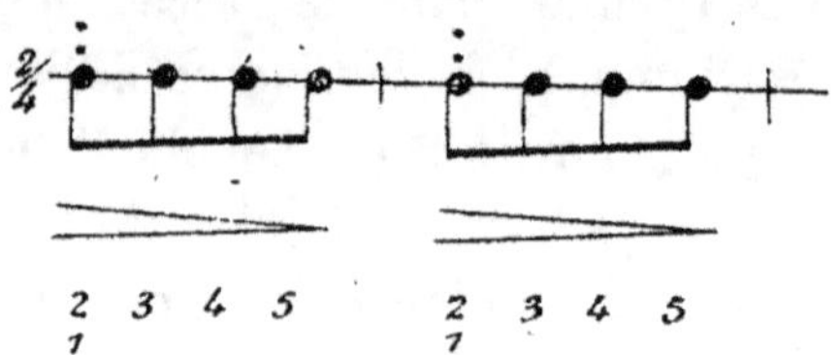

Pour la mesure à 3/4, c'est à travers six croches que la pression des phalangettes devra être graduellement atténuée.

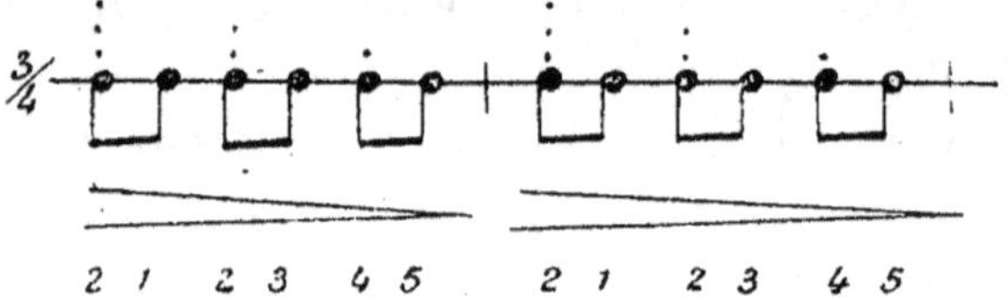

Ou voit que dans ce doigté la direction est renouvelée pour la troisième croche, qui est la seconde élévation de la mesure. La même intention serait réalisée, mais avec un courant rythmique plus fort, par le doigté suivant :

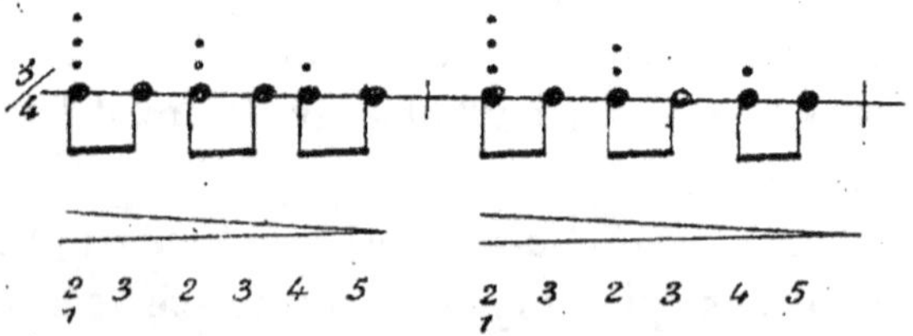

Si, au contraire, on voulait un courant extrêmement faible, c'est le doigté suivant, dont il faudrait se servir.

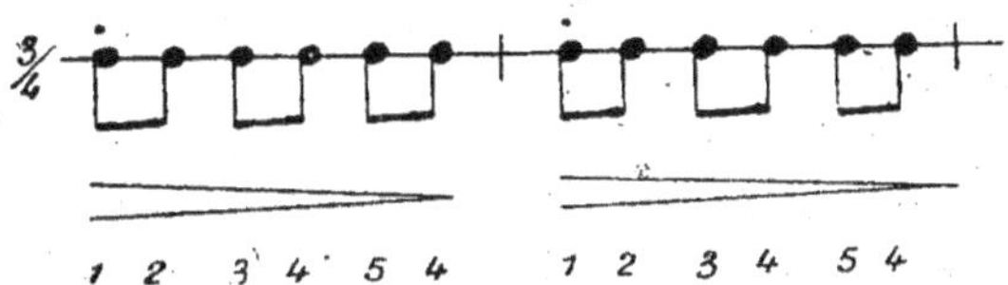

Le changement de direction du doigté permet, lorsqu'il est employé au milieu de la mesure, d'augmenter la pression d'un doigt; employé à la fin de la mesure, il permet d'affaiblir encore plus sensiblement la pression.

Du reste, à mesure que le courant rythmique se communique à travers un doigté établi par plusieurs combinaisons successives, il se réalise plus aisément.

Pour la mesure à 4/4, le doigté qui donne un courant énergique, par plusieurs changements de directions, est le suivant :

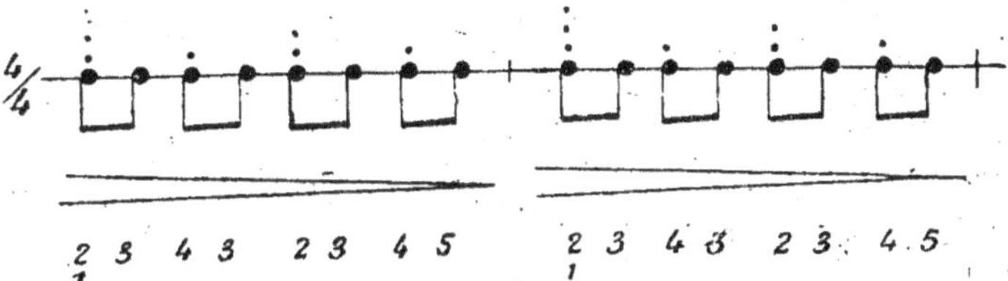

Pour le C₵, le doigté suivant serait préférable :

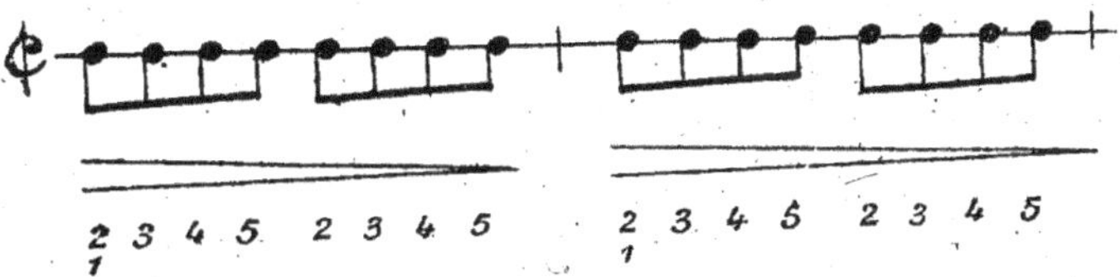

Si l'on cherchait au contraire le renforcement respectif

des quatre temps de la mesure à 4/4, c'est le doigté suivant qui conviendrait :

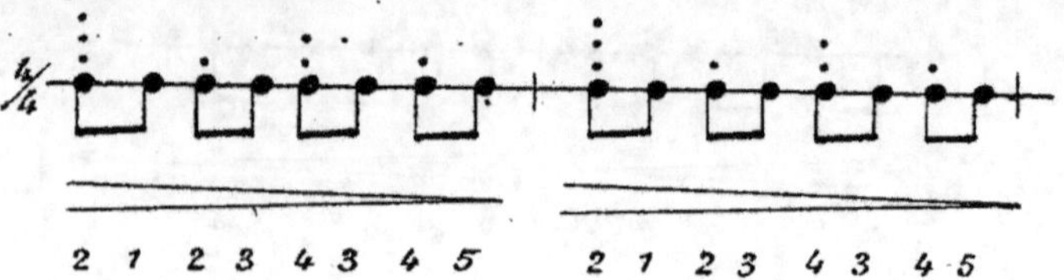

Les rythmes ternaires peuvent être définis par des doigtés encore plus subtils ; ainsi, le 3/8 dans sa forme usuelle pourrait être réalisé par ce doigté :

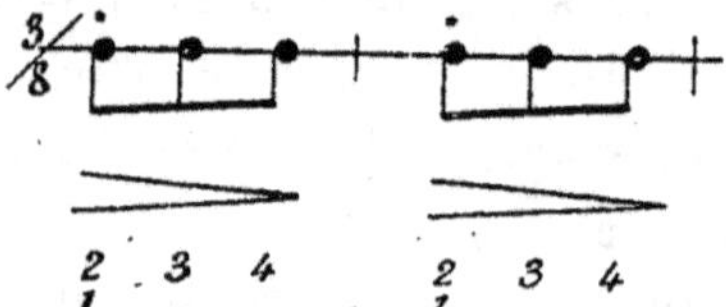

Si l'on veut un courant plus fort, on prendrait le doigté suivant, qui contient un changement de direction :

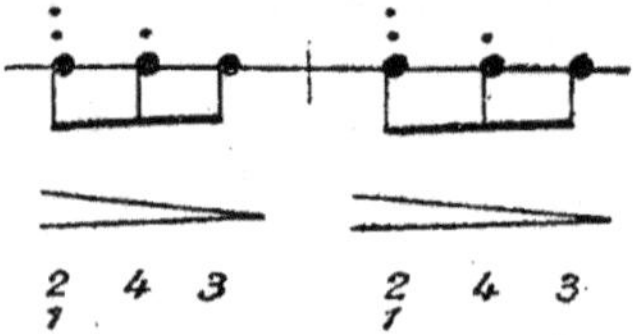

Si l'on veut obtenir ce rythme ternaire dont parle Wundt[1], et qui consiste à faire commencer la mesure par un abaissement, c'est le doigté suivant qu'il faudrait employer :

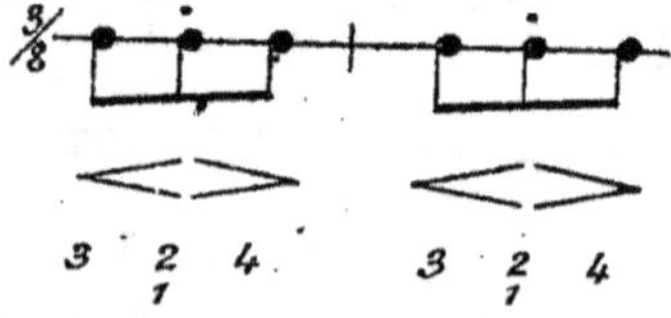

1. Wundt, *Théorie de la Psychologie physiologique.*

Ce rythme, très scrupuleusement défini par Wundt, est parfois, dans l'application pratique, d'un effet excellent.

Pour la mesure à 6/8, le courant rythmique le plus fort serait obtenu par le 1er doigté ;

Le courant moyen, par le 2e doigté ;

Le courant le plus faible, par le 3e doigté :

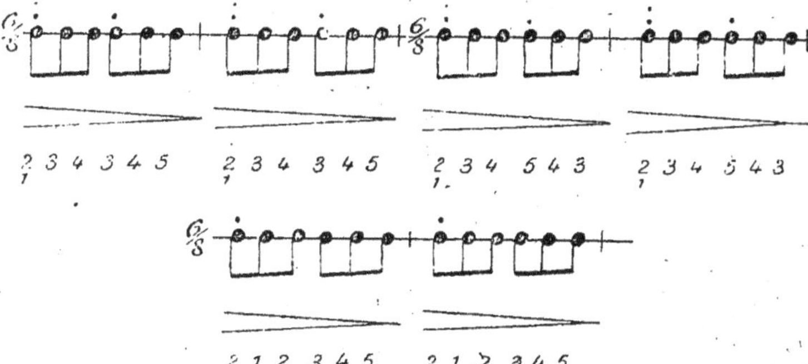

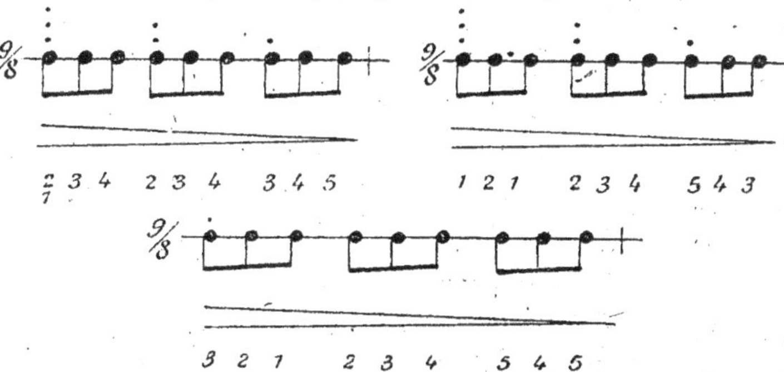

Pour la mesure à 9/8, le courant rythmique le plus fort serait obtenu par le 1er doigté ;

Le courant moyen, par le 2e doigté ;

Le courant le plus faible, par le 3e doigté :

Pour la mesure à 12/8, le courant rythmique le plus fort serait obtenu par le 1er doigté ;

Le courant moyen, par le 2ᵉ doigté ;
Le courant le plus faible, par le 3ᵉ doigté.

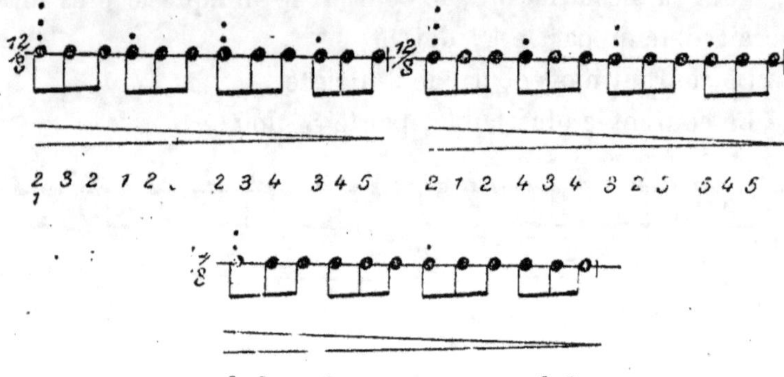

Les mesures à 6/4 et 3/2 ont tout naturellement de
doigtés très différents :

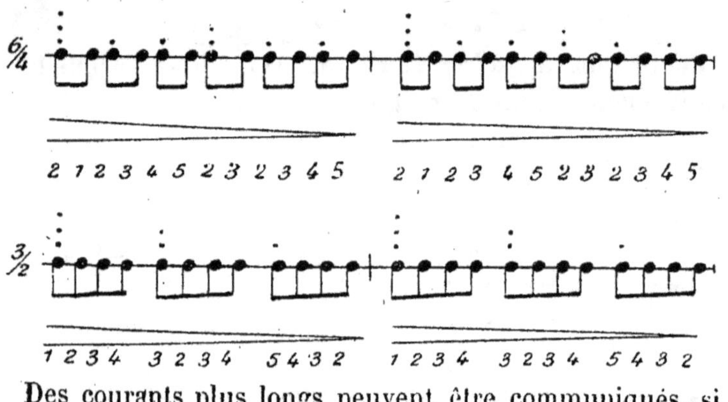

Des courants plus longs peuvent être communiqués, si

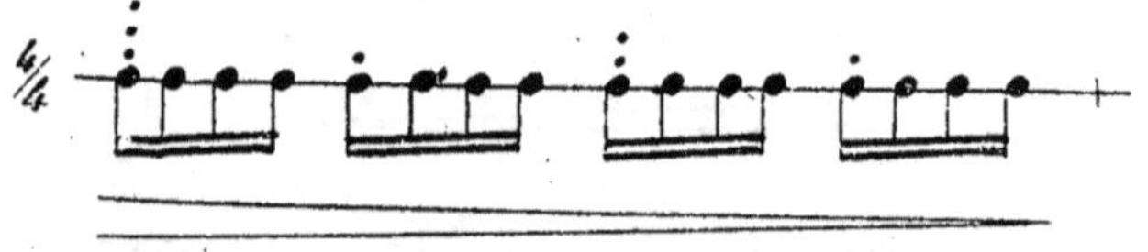

l'on divise une mesure à 4/4 par doubles-croches, car plus

on divise la mesure, plus le courant se modifie à travers des pressions musculaires diversifiées.

On pourra renouveler plus fréquemment les impulsions avec le doigté :

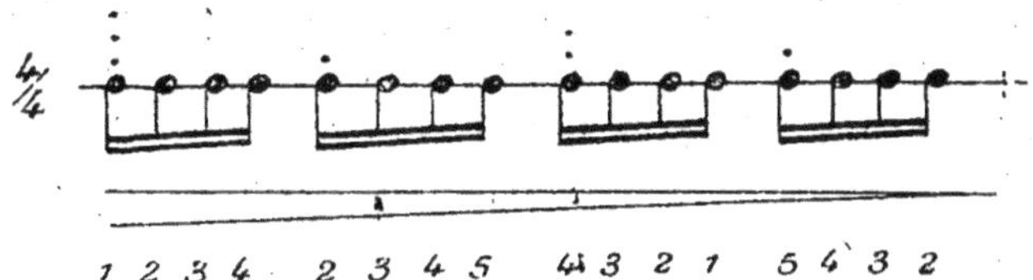

Si des différences aussi subtiles exercent une influence sur les durées respectives des intervalles successifs, il est aisé de se représenter la subtilité des modifications réalisées par l'exécutant.

Naturellement l'emploi des pressions différenciées pour la subdivision de la mesure supprime l'habitude qu'on doit avoir de compter à voix haute ou basse pendant l'étude.

Ces combinaisons subtiles de la pression des phalangettes sont un guide plus affiné, grâce auquel la mesure forme organiquement un tout homogène qui familiarise l'exécutant avec le principe initial de l'élasticité du rythme.

Pour l'étude des morceaux et des exercices du toucher faite avec l'aide de l'accélérateur, on emploiera toujours le toucher par flexion d'une main, le toucher par extension de l'autre ; le toucher par extension devra être même employé de préférence pour l'accélérateur, le toucher par flexion pour le clavier.

Après une étude relativement peu prolongée de ces procédés, on sentira l'influence surprenante que les plus faibles manifestations de l'élasticité rythmique sont aptes à exercer sur l'interprétation. On se rend à peine compte à travers quels changements minimes les différenciations des intervalles se transmettent, et déjà le jeu paraît si musical, si harmonieux, l'expression paraît si libre, si dégagée d'effort, si pondérée, qu'on semble se mouvoir dans une sphère où la beauté éclôt naturellement de chaque mouvement réalisé.

Afin de faciliter le mélange très rapide des touchers, souvent exigés pour l'interprétation, il a été placé à côté du long cylindre, sur lequel la transmission des agencements rythmiques se fait, un cylindre plus court pour l'étude des inversions rapides des touchers. A l'aide de ces deux cylindres on peut vérifier l'exactitude des mouvements des touchers, malgré la réalisation d'inversions très rapides. Si pour la rotation d'un cylindre on applique le toucher par flexion, pour la rotation de l'autre le toucher par extension, ces mouvements contraires prendront une intensité de direction qui augmentera chez l'exécutant la capacité de perception des mouvements rapidement diversifiés. Toutes ces combinaisons fonctionnelles sont autant de moyens par lesquels l'activité cérébrale doit se développer.

CHAPITRE X

LES SENSATIONS DES AUDITEURS

Le même morceau, entendu à la fois par cent personnes, peut produire des impressions tellement différentes qu'on est tout d'abord dérouté sur la valeur intrinsèque qu'une œuvre d'art peut réellement avoir, en voyant le désordre des appréciations contradictoires qu'elle peut faire naître.

On est encore plus péniblement impressionné de voir qué certaines auditions ne peuvent pas faire naître de sensations personnelles. Souvent les auditeurs ne jouissent aucunement à l'audition d'une belle œuvre parce que le nom du compositeur n'est pas célèbre. D'autres fois une admiration imposée par une renommée acquise parfois par des moyens répréhensibles, les oblige d'admirer ce qu'ils croient avoir été admiré par d'autres. Dans les deux cas, le jugement va à la dérive sur une pente fatale, et l'on est épouvanté des inepties qui peuvent être commises par les mêmes auditeurs, qui, en d'autres circonstances, paraissaient intelligents et cultivés.

La beauté artistique n'est donc pas une force vive invincible, convaincante? Hélas ! non. Pour un grand nombre d'auditeurs nous constatons, par les réactions sensorielles qu'une audition musicale provoque chez eux, que le seuil de leur réaction est en dessous du seuil de leur perception, c'est-à-dire : ils subissent l'influence des sons entendus, mais ils n'ont pas de conscience musicale. Néanmoins, les sensations qu'ils éprouvent par ces réactions leur communiquent parfois une surexcitation vive, qu'ils prennent pour de l'enthousiasme artistique.

La musique est tellement communicative par son essence, qu'elle enflamme les auditeurs les plus inconscients. Ce pouvoir est si étrange que, s'il se produisait pour la peinture, il faudrait que nous pussions, étant assis derrière une très belle toile, subir un charme indéfinissable et admirer vivement cette toile avec des sensations véritablement éprouvées, vécues. L'auditeur inconscient est pendant une audition musicale absolument dans cette même situation; si, après l'audition, on lui demandait ce qu'il a entendu, il serait aussi embarrassé de répondre que le spectateur, assis derrière une belle toile, serait embarrassé de dire ce qu'il a vu.

Tant d'erreurs ne se commettraient pas sans cesse, si, dans le problème de l'audition musicale, nous ne constations pas de nouveau que les auditeurs s'attachent à la matérialité de l'art, aux sons qui les surexcitent, mais non à leur valeur esthétique, qu'ils sont incapables de discerner. C'est précisément parce qu'elles frappent par des causes apparentes, que toutes les fausses manifestations de l'art ont spécialement ce pouvoir fatal d'agir sur l'exaltation des inconscients. Le semblant des choses leur suffit.

Les auditeurs inconscients ressemblent à s'y méprendre aux sujets hypnotisés, auxquels on peut faire tout accroire. Ils sont convaincus par chaque extravagance. Une attitude déréglée leur semble le signe immédiat de l'inspiration ; les mouvements excentriques d'un exécutant peuvent exercer sur eux une puissance magnétique ; au commandement, ils entendent que des fausses notes sont justes, qu'un vilain son est beau, qu'un style incohérent est lucide, qu'un rythme à contresens est entraînant, qu'une phrase dénaturée est sublime.

Ces inconscients sont artistiquement si impuissants, que parmi eux beaucoup sont incapables d'aimer la musique ; ils aiment les surexcitations, et la surexcitation musicale est exploitée par eux à l'égal des amusement frivoles. Leurs égarements sont explicables par le fait qu'ils n'ont pas à leur disposition cette boussole intellectuelle sur laquelle le musicien se guide, mais une boussole sensorielle, ou même pire que cela : une boussole conventionnelle. Quand cette dernière, la plus inférieure, triomphe au détriment de celle des sensations, l'observateur éclairé cherche vainement cette âme de vérité qui, selon Spencer, est contenue dans les choses fausses... elle-même a disparu !

En effet, les auditeurs dans ce cas ne réagissent plus logiquement sous l'influence des excitations inférieures du sens auditif, mais obéissent à un stimulant imaginaire et se passent même de cette faible lueur de vérité qu'une audition musicale peut leur communiquer. Ce n'est plus une audition inconsciente, mais une suggestion du caractère le plus inférieur qui agit sur eux. Elle dégrade ces auditeurs autant qu'elle semble injustement rehausser une production musicale notoirement inférieure.

Voilà les causes qui font paraître les mêmes auditeurs, à intervalles très rapprochés, fort intelligents d'oreille et fort sourds d'oreille, car ils ne subissent que des excitations réflexes, et tout dépend de la valeur de leurs excitateurs. Si ceux-ci sont artistiques, les auditeurs paraissent devenir artistiques; s'ils sont anti-artistiques, les auditeurs deviennent anti-artistiques; tout en restant inconscients dans l'un et l'autre cas, c'est-à-dire intellectuellement neutres.

Cette même inconscience peut encore se confirmer par la façon dont ces auditeurs écouteront de la musique très laide. En effet, s'ils ne sont pas sous l'influence de leur boussole conventionnelle qui pourrait leur faire aussi bien accroire que cette laideur est belle, ils écouteront, et leur boussole sensorielle leur indiquera que ce qu'ils entendent est laid, mais ils seront à peu près indifférents à ce fait. Au contraire, pour le musicien, ces sons discordants prendront un caractère blasphématoire; la surexcitation provoquée par eux pourra devenir si douloureusement violente, qu'il sentira sa conscience comme entraînée dans un conflit mortel, auquel nul cauchemar n'est comparable.

Le musicien donnera donc invariablement des réactions différentes à celles des auditeurs inconscients. Même quand ils seront d'accord en apparence, quand, en écoutant les mêmes œuvres musicales, ils diront d'un commun élan : ceci est laid, cela est beau, ils seront à l'unisson par leur opinion, mais leurs impressions seront en réalité produites par des excitations très différentes.

Il règne, en ce qui concerne l'audition musicale, une erreur générale, celle de croire qu'il est plus facile d'entendre de la musique que d'en faire.

A vrai dire, entendre de la musique et faire de la musique ne sont pas en soi deux choses différentes; ces deux fonctions exigent une égale dépense d'activité intellectuelle; mais comme on a l'air de ne rien faire pendant qu'on écoute, on s'imagine qu'il est aussi aisé d'écouter de la musique que de ne rien faire!

Gratiolet dit : « Le vrai musicien écoute moins les sons qui le charment qu'il ne les pense. » Voici le secret de l'énigme; le véritable entendement de la musique réside dans le cerveau, l'émotion est produite par les rapports étroits qui font que les sens ne peuvent être agréablement surexcités que par ce que la pensée reconnaît comme étant beau. La pensée et les sens fusionnent; ce que la première détermine par une activité en quelque sorte abstraite, les sens l'incarnent avec cette puissance de vie qui leur est propre. Dégagée des sensations vagues, l'audition musicale peut prendre chez le musicien une si suprême grandeur, que cette faculté d'entendre la musique semble ennoblir la vie, tant les émotions qu'elle fait naître sont fortes et vivifiantes.

C'est donc l'inconscience qu'il faut combattre; c'est par elle que l'art musical est avili; c'est par elle que le goût se déprave et que les faux chefs-d'œuvre se produisent; c'est par elle qu'une œuvre avortée passe pour une merveille d'art et que les infiltrations d'opinions vicieuses se transmettent d'une génération à l'autre; c'est par elle que les imitations maladives tiennent lieu de mérite et de savoir et que les fausses gloires des virtuoses grisent les foules.

L'inconscience suggère les efforts mièvres, sans conviction réelle, sans ardeur effective. Mais l'art veut être conquis de haute lutte. Ceux qui ne le voient pas trôner de façon à exercer sur eux un pouvoir à la fois attractif et répulsif, parce qu'il leur apparaît aussi puissant qu'ils se sentent eux-mêmes faibles et indignes, ne sont pas appelés vers lui. Ils se complaisent à rapetisser l'art afin de rehausser leur frêle stature ; comment veulent-ils être pris au sérieux ? Ils ne prennent pas l'art au sérieux et sont à côté de l'artiste ce que la poussière du chemin est à côté de la bonne graine qui prospère : il leur manque la sève, le levain, la conscience : ils sont stériles et stérilisants.

Afin qu'elle vive vraiment, il ne suffit pas qu'une œuvre musicale soit recréée par l'interprète ; elle doit être recréée par chaque auditeur qui l'écoute.

C'est là ce qui fait la force mystérieuse de la musique ; elle fusionne en apparence les pensées des multitudes : le langage musical que tous paraissent comprendre est un lien sympathique qui fait sentir aux êtres humains une communauté d'origine, une parenté d'idéal, une capacité de s'émouvoir par les mêmes attractions. En écoutant une belle œuvre musicale, le plus humble des auditeurs peut subir le charme de ce nivellement comme une délivrance momentanée. Il ne sent pas la distance qui le sépare intellectuellement de l'œuvre d'art qui le passionne. Ne l'a-t-elle pas pénétré par des émotions suaves ? enveloppé d'un éblouissement radieux ? Son influence n'est-elle pas si directe, si immédiate qu'elle le subjugue, et lui fait, par moments, oublier sa propre existence, tant le bien-être communiqué est troublant?

C'est certainement subir son pouvoir et bénéficier d'une certaine communauté avec son harmonie, que d'être ainsi transporté par la musique dans les régions d'une paix idéale! Les auditeurs qui savent jouir de ce privilège, jouissent de l'art parce qu'ils peuvent recréer l'œuvre entendue à travers leurs sensations instinctives. Si, par ce fait, l'illusion de la compréhension de l'art et du sentiment musical ne se communiquait pas à eux, la musique n'exercerait pas cette autorité intime et pénétrante; elle ne réglerait pas les fluctuations de leur tempérament; elle n'imposerait pas au profane la rayonnante force de son esthétique par son éloquent langage, auquel nous sommes tous sensibles à quelque degré. Néanmoins, si grandes que soient ces impressions, sentir l'influence exercée par la musique sans savoir pourquoi elle est exercée, c'est être privé de la plus haute part de la jouissance : celle de connaître la beauté musicale d'une façon aussi apparente par l'intelligence, que les inconscients la connaissent par les sensations.

Quel abîme entre la jouissance sensorielle que la musique peut donner aux uns, et les jouissances intellectuelles qu'elle donne aux autres!

Savoir entendre la musique est un art que les musiciens seuls savent pratiquer. On serait dans l'erreur de croire qu'avoir appris à jouer du piano est une garantie suffisante pour affirmer qu'on sait entendre la musique. Hélas! que d'exécutants qui ne s'entendent pas, parce qu'ils ont bien appris à jouer les notes, mais non pas à les penser!

C'est l'abus de l'étude dynamique des muscles, au détriment de l'étude statique, qui produit ce contresens si pénible. Comme on semble ne *rien faire* en écoutant la musique, on semble aussi ne *rien faire* en obligeant les doigts à rester de plus en plus immobiles.

Dans l'un et dans l'autre cas, l'action s'exerce intérieurement, et elle est précisément d'autant plus puissante qu'aucune parcelle de sa force n'est absorbée par une manifestation visible. C'est ainsi qu'on arrive par la suppression de l'action matérielle de la tension statique à supprimer inconsciemment l'action soi-disant immatérielle des représentations mentales des sons. Après avoir ainsi dissocié effectivement, par le caractère spécialement dynamique de l'étude, le sentiment musical de l'exécutant dans l'action réalisée par ses doigts sur le clavier, on déclare : « la mystérieuse beauté de l'art réside dans le fait que sa vie ne peut pas être enseignée, il faut la porter en soi ». Au contraire, elle peut être enseignée, mais pour cela il ne suffit pas d'apprendre à lire la musique, d'apprendre à développer la mémoire, d'apprendre à jouer très bien un morceau de piano ; il faut, avant de pouvoir vraiment bien faire une de ces choses, apprendre à *penser les notes!*

C'est à travers des fonctions extérieurement visibles que l'on constate si l'on est bon lecteur, si l'on a la mémoire des œuvres musicales, si l'on sait bien jouer un morceau. Ce n'est par nulle fonction visible que l'acte de savoir penser les notes est établi. Malheureusement cela suffit pour qu'on n'en tienne aucun compte, quand tout l'effort devrait précisément être tendu vers ce but.

Ainsi se font les éducations régressives ; on se préoc-

cupe du savoir extérieurement acquis sans se préoccuper
du développement foncièrement important de la pensée.
Ainsi, pendant que les fonctions extérieures semblent pro-
gresser, souvent l'état de l'organisme lui-même reste sta-
tionnaire : l'éducation ne lui a pas profité, elle n'a pas
agi sur lui. C'est là une faute capitale, car il faut admettre
que, dans toute étude du piano, il doit y avoir des fonctions exclusivement consacrées au développement des représentations mentales des sons qui se développent sous
l'influence de l'immobilité-musculaire.

Savoir écouter la musique n'est pas seulement une qualité que l'auditeur doit nécessairement avoir, mais qu'il
importe avant tout de développer chez l'exécutant, afin
qu'il s'entende lui-même jouer. Pour être un admirable
interprète, il faut être avant tout un admirable auditeur.

Comme nous l'avons dit : les grandes capacités auditives
appartiennent aux grands musiciens. C'est un de leurs pri-
vilèges d'entendre des différences où d'autres n'en discernent pas. De là leur vient aussi cette faculté de relier
les notes, de les grouper avec un art plus pénétrant, plus
profond ; de sentir dans les évolutions des phrases des liens
qui restent impénétrables aux autres. Ces supériorités sont
si étroitement liées au caractère spécial de leurs capacités
auditives, à leur faculté de penser les notes, que la nécessité de former les représentations mentales des sons s'impose : elle devrait occuper, dans l'enseignement du piano,
une place prépondérante.

Savoir écouter la musique ne peut vraiment pas consister dans le fait d'éprouver des sensations vagues, mais

de ressentir d'autant plus d'émotion qu'on discerne mieux les phénomènes divers par lesquels la beauté est réalisée.

Il en est pour l'audition comme pour l'interprétation. Plus les causes conscientes de la beauté de l'œuvre entendue sont nombreuses, plus l'audition prend un caractère puissant, subjuguant, rationnel. Dans l'interprétation, plus le mécanisme de l'expressivité est constitué par un art complexe, plus l'expression elle-même apparaît sous une forme parfaite.

Il s'agit toujours, que l'on soit auditeur ou exécutant, d'une reconstitution réelle à faire, qu'elle se fasse seulement mentalement pendant l'audition, ou mentalement et activement pendant l'interprétation. C'est l'intelligence musicale de l'auditeur qui réévoque en lui-même toute la beauté de l'œuvre musicale qu'il écoute, sous la forme abstraite des pensées dont le mécanisme fonctionne invisiblement. L'exécutant ajoute à cette action la réincarnation de l'art sous la forme visible du mécanisme des doigts, par lequel il transmet l'écriture d'une œuvre musicale à l'instrument.

On voit qu'il est possible, sans déroger à la haute mission de l'art, de combattre l'erreur de l'esthétique musicale par la lutte contre l'inconscience de l'exécutant.

Grâce aux progrès de la biologie, nous connaissons les causes de bien des phénomènes de notre organisme qui autrefois nous étaient cachées. L'influence que nos fonctions organiques peuvent exercer sur notre pensée nous est déjà, dans une certaine mesure, divulguée pour l'exécution musicale.

En réalité l'art et la science semblent devoir poursuivre un but commun : *combattre l'inconscience.*

L'enseignement de la musique doit prouver que le sentiment musical n'est pas nécessairement une force inconsciente, mais qu'il peut être créé par l'effort intellectuel sous l'impulsion duquel l'exécutant transforme les mouvements de ses doigts et l'état physiologique de son organisme.

Il serait désirable que l'on cherchât sérieusement à introduire la connaissance des erreurs musicales de l'exécution par la définition des erreurs physiologiques commises par l'exécutant, à l'aide des ressources que la physiologie expérimentale peut offrir à l'enseignement de la musique.

Si la science peut apprendre non seulement au musicien à mieux connaître le secret mécanisme de l'esthétique, mais le caractère fonctionnel du mécanisme de l'exécutant, n'est-elle pas une alliée utile, indispensable au développement progressif de l'art?

Pourquoi les artistes n'ont-ils pas ce puissant intérêt pour la science que les hommes de science sont capables de ressentir pour l'art? Il faut le dire, à l'excuse des artistes, les savants connaissent mieux l'art que les musiciens ne connaissent la science. Les musiciens sont satisfaits de pressentir à travers leur art le fond immuable des manifestations de la vie; les savants voient réapparaître ces manifestations de la vie dans chaque problème soulevé, ils les généralisent sous maintes formes différentes qui leur sont également proches et familières. Comment ne pas être frappé de ce fait en lisant les paroles vraiment vibrantes par lesquelles Spencer prédit à la musique un rôle prépondérant dans les arts? Ce que le musicien affirmerait par l'enthousiasme, Spencer l'affirme par des déductions raisonnées non moins convaincantes; écoutons-le : « Dire que l'étude de la musique n'agit pas sur l'esprit, peu l'oseraient : ce serait trop absurde. Et si elle a un effet, quel effet plus naturel que de nous faire mieux saisir le sens des inflexions, des qualités et des modulations de la voix, et de nous mettre par suite plus à même d'en tirer parti ? C'est ainsi que les mathématiques, nées à l'occasion des observations de la physique et de l'astronomie, et qui en sont venues à faire à l'heure qu'il est une science à part, ont depuis réagi sur la physique et l'astronomie, pour le plus grand avancement de celles-ci. C'est ainsi que la chimie, née d'abord des procédés de la métallurgie et des arts industriels, étant arrivée peu à peu à former une étude indépendante, vient maintenant en aide à tous les genres d'arts pratiques ; — c'est ainsi que la physiologie, qui a son origine dans la médecine, et lui fut jadis subordonnée, en est venue à être étudiée pour elle-même, et de nos jours apparaît comme une science d'où dépend l'avenir de la médecine ; — et de même la musique, ayant sa racine dans le langage de la passion d'où elle est sortie par degrés, a sans cesse réagi sur ce langage et l'a fait avancer. Il n'y a qu'à examiner cette hypothèse, pour voir qu'elle est d'accord avec la marche constante de toute civilisation.

« Probablement bien des gens trouveront que c'est une fonction de peu d'importance que cette fonction de la musique. Mais en y réfléchissant elles se rendront à l'avis contraire. En pesant ce que l'un et l'autre peuvent pour le bonheur des hommes, ce langage des émotions qui se développe et s'affine par la culture musicale nous semble venir immédiatement en seconde ligne, après le langage de l'intelligence; peut-être n'est-ce pas en seconde ligne qu'il faut dire. »

Après avoir fait remarquer qu'il émane de l'art musical une force de sympathie qui doit réagir sur nos sentiments et sur notre langage, afin de nous permettre d'exprimer avec précision les pensées les plus délicates, Spencer ajoute : « Ce sentiment indistinct d'un bonheur inconnu que la musique éveille en nous, ce rêve indéfini d'une vie idéale et nouvelle qu'elle nous fait apparaître, tout cela c'est une prophétie dont la musique elle-même assure pour sa part l'accomplissement. Cet étrange pouvoir qui est en nous d'être affectés par la mélodie et l'harmonie suppose, on peut le dire, que notre nature n'est pas incapable de réaliser ces joies plus parfaites dont la mélodie et l'harmonie nous donnent le pressentiment, et que même elles seront pour quelque chose dans la réalisation de ce rêve. Dans cette hypothèse, la puissance et la signification de la musique sont des faits intelligibles; autrement elles sont un mystère.

« Nous voulons seulement ajouter que si l'on admet ces corollaires comme probables, la musique doit prendre rang à la tête des beaux-arts, car elle est celui de tous qui fait le plus pour le bonheur de l'humanité. Ainsi, quand nous perdrions de vue les jouissances immédiates qu'elle nous donne à chaque heure, nous ne pourrions trop applaudir à ce progrès de la culture musicale qui est en train de devenir un des traits caractéristiques de notre époque[1]. »

Si le développement musical est d'accord avec la marche

1. Spencer, *Essais sur le Progrès.* (Traduction de A. Burdeau.)

constante de toute civilisation, comment, en raison de la supériorité de notre art, ne pas prédire à notre civilisation une puissance particulière? Malheureusement le musicien qui, dans sa conviction profonde, croit cette prévision optimiste justifiée, se demande avec inquiétude si les générations futures seront dignes de l'héritage qui leur est transmis.

Comment se le cacher? l'évolution de l'art a pris certaines tendances qu'on pourrait qualifier de morbides. Ses transformations diverses se sont succédé avec une telle promptitude que l'assimilation paraît trop précipitée; le développement des sensations vagues semble avoir pris des proportions nuisibles au détriment des connaissances réelles. Ce qui est certain, c'est que les besoins d'excitation se sont accrus et c'est là le danger. Tant que ces excitations sont causées par des moyens qui restent artistiques, le mal n'existe pas; mais les indices de décadence se reconnaissent dans ce désir prédominant de surfaire la valeur des compositions créées de nos jours. Cette chasse aux chefs-d'œuvre dont les imaginations sont hantées, n'est-elle pas un signe d'impuissance? De fait, on ne se contente pas de reconnaître qu'une œuvre est méritoire, on la veut sublime, éclipsant tout ce qui a préexisté! C'est dire que nous avons perdu la simplicité dans l'effort artistique, que nous ne savons plus produire, ni juger à force de vouloir créer et entendre de l'extraordinaire. Cette recherche angoissante des sensations excessives est trop anormale pour qu'on ne sente pas le ridicule qui s'attache à ce manque de simplicité et de sincérité. L'enseignement musical perfectionné luttera contre cette déviation de l'opinion et nous délivrera peu à peu des admirateurs privés de bon sens.

L'intellectualité de la musique, le côté rationnel de l'expressivité, la définition logique de certaines lois esthétiques contribueront à éclaircir certaines questions sur lesquelles l'enseignement a, jusqu'à présent, peu de pouvoir.

L'esthétique vivante doit, dans ses bases essentielles, devenir définissable. La conscience musicale doit pouvoir être formée par l'étude de façon à ce que chacun puisse saisir le principe vital de l'art et se guider, par la force de comparaison acquise, sur la valeur de ce qu'il est apte à faire lui-même et de ce qu'il entend faire aux autres.

La haute mission de l'art apparaîtra rayonnante lorsque la beauté musicale sera sainement comprise et réalisée. Dès lors, on verra que la beauté la plus transcendante est inséparable du raisonnement inconscient ou conscient de l'artiste, et que si ce raisonnement peut exister, chez quelques-uns, à l'état inconscient, cela ne veut pas dire qu'il doive forcément l'être en principe.

A mesure que le *savoir*, l'analyse consciente de l'esthétique avancera, le mystère de la beauté artistique, destiné sans doute à ne jamais disparaître, reculera de plus en plus. Il en est des phénomènes de l'art comme de tous les phénomènes de l'univers; les problèmes se succèdent sans fin parce qu'il n'y a pas de fin au savoir. Aussi n'y a-t-il pas un vrai savant, pas un vrai artiste qui ne se sente heureux à l'idée que ceux qui lui succéderont pourront savoir plus qu'il ne sait et faire mieux qu'il ne fait.

FIN

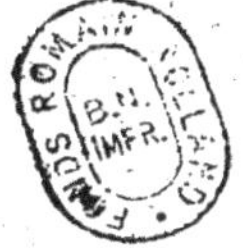

TABLE DES MATIÈRES

CHAPITRE V

LA MESURE ET LE TEMPO RUBATO

CHAPITRE VI

L'INTERPRÉTATION

CHAPITRE VII

LA PÉDALE

CHAPITRE VIII

LES FACTEURS DE LA MÉMOIRE MUSICALE

CHAPITRE IX

L'ACCÉLÉRATEUR DU TOUCHER

CHAPITRE X

LES SENSATIONS DES AUDITEURS

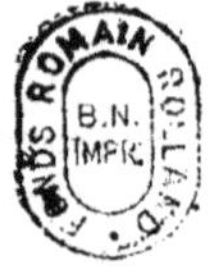

9 782329 808406